근막 스트레칭

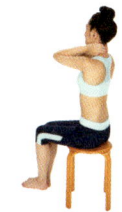

'SASURU&NOBASHU' DE ITAMI WO KAISHO! KINMAKU STRETCH
Copyright © 2016 Asahi Shimbun Publications Inc., All rights reserved.
Original Japanese edition published in Japan by Asahi Shimbun Publications Inc., Japan.
Korean translation rights arranged with Asahi Shimbun Publications Inc., Japan
through Imprima Korea Agency.

이 책의 한국어판 저작권은 Imprima Korea 에이전시를 통해 저작권자와 독점 계약한 도어북에 있습니다.
저작권법에 의해 한국 내에서 보호를 받는 저작물이므로 무단 전재와 무단 복제를 금합니다.

어깨 결림 · 요통 · 두통 · 무릎 통증 · 팔 통증 · 손목 통증 · 엉덩이 통증
고관절 통증 · 발목 통증을 빠르게 해소해주는

근막 스트레칭

코이데 토모히로 지음 | 한은미 옮김

책머리에

어깨 결림이나 요통, 두통 등 현대인은 늘 신체적인 부조화 속에서 살고 있다고 해도 과언이 아닙니다. 그렇다면 이러한 신체의 부조화는 왜 일어나는 것일까요? 그 원인으로 생각할 수 있는 것이 '근막'의 유착이나 변형, 비후(肥厚 피부, 점막 등이 부어올라 두텁게 되는 현상)입니다.
근막이란 피부 바로 밑에 있는 것으로, 마치 바디슈트처럼 '몸 전체를 감싸는 막'과 '근육을 감싸는 막', '뼈와 내장, 혈관, 신경 등의 신체를 구성하는 조직을 감싸는 막'을 아울러 가리킵니다. 몸을 혹사시키거나 정신적인 스트레스, 냉증 등 환경적인 스트레스를 받게 되면 이 막에 이상이 발생하여 통증과 부조화를 일으키게 됩니다.
이러한 증상을 해소하기 위해서는 신체의 통증이나 부조화의 원인이 되는 근막을 바로잡고 원래의 상태로 되돌릴 필요가 있습니다. 바로 거기에 효과적인 것이 '근막 이완'입니다.

이 책에서는 실제로 수많은 사람을 치료해 온 경험을 토대로 혼자서도 쉽게 할 수 있는 근막 이완 방법을 소개하고 있습니다. '어깨 결림', '요통', '두통', '무릎 통증', '팔·손목 통증', '엉덩이·고관절·발목 통증' 등 증상별로 구성되어 있기 때문에 본인이 지닌 증상에 따라 부위별로 활용할 수 있습니다.
또한 통증 해소 방법에 덧붙여서 '수족 냉증', '변비 및 생리통', '신체 무기력증' 등의 고통스러운 증상 완화, '어깨 결림', '요통', '안구 피로에 의한 두통', '굽은 등', '무릎 통증', '팔꿈치 통증' 같은 증상의 예방법도 소개하고 있습니다.

이 책에서 소개하고 있는 모든 이완법은 누구나 쉽게 따라 할 수 있으며, 천천히 시행해도 파트당 몇 분밖에 걸리지 않습니다. 따라서 회사에서 근무할 때나 육아 및 가사, 공부를 할 때 잠깐씩 짬을 내서 하는 등 일상생활 속에서 근막 스트레칭을 습관화하면 평생 통증 없이 살 수 있습니다.
이 책이 여러분이 안고 있는 여러 가지 몸의 불균형 해소와 통증 개선에 도움이 된다면 그보다 더한 기쁨은 없을 것입니다.

코이데 토모히로

목차

책머리에…4
이 책의 특징…12
이 책의 구성 및 활용법…14

Part 1
근막 이완의 기본

근막이란 무엇인가?…18
결림이나 통증은 왜 생기는 걸까?…20
근막 이완이란 무엇인가?…22
근막 이완의 장점…24
근막 이완의 기본 방법…26
근막과 통증의 관계…28

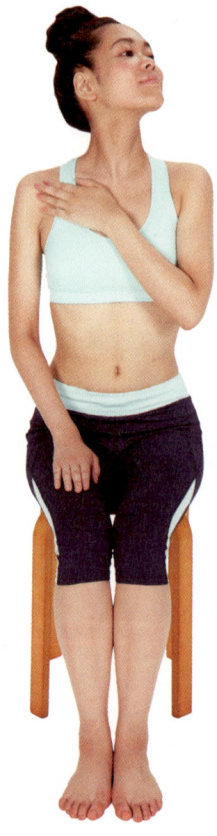

Part 2

어깨 결림

Introduction 어깨 결림은 왜 생기는 걸까?…32
어깨 결림 해소법 1 어깨 주변 이완시키기…34
어깨 결림 해소법 2 목 앞·옆 부위 이완시키기…36
어깨 결림 해소법 3 목 뒤 부위 이완시키기…38
어깨 결림 해소법 4 견갑골 주변 풀어주기…40

- 통증유형 1 어깨가 뭉쳐 있다…42
- 통증유형 2 목에서 어깨에 걸쳐 뭉쳐 있다…44
- 통증유형 3 목 앞쪽이 뭉쳐 있다…46
- 통증유형 4 뒷목이 뻐근하다…48
- 통증유형 5 견갑골 안쪽이 아프다…50
- 통증유형 6 견갑골 주변이 뭉쳐 있다…52

Column 일상생활 속에서 통증 해소하기 - 어깨 결림…54

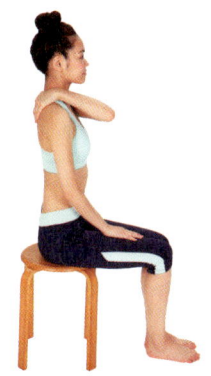 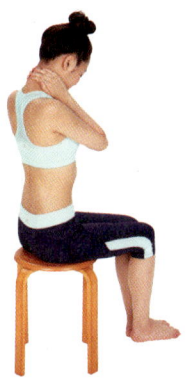 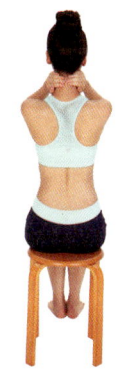

Part 3
요통

Introduction 요통은 왜 생기는 걸까?…56
요통 해소법 1 허리 주변 이완시키기…58
요통 해소법 2 허리에서 하반신에 걸쳐 이완시키기…60
요통 해소법 3 허리 뒤쪽 풀어주기…62
통증유형 1 상체를 뒤로 젖히면 아프다…64
통증유형 2 몸을 뒤로 젖히면 허리 바깥쪽이 아프다…66
통증유형 3 몸을 앞으로 숙이면 아프다…68
통증유형 4 골반과 허리 사이가 아프다…70
통증유형 5 고개를 숙이면 허리 중심부가 아프다…72
Column 일상생활 속에서 통증 해소하기-요통…74

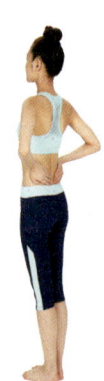

Part 4
두통

Introduction 두통은 왜 생기는 걸까?…76
두통 해소법 1 목 뒤에서 등 위쪽까지 이완시키기…78
두통 해소법 2 목 앞·옆 이완시키기…80
두통 해소법 3 목 뒤 부위 이완시키기…82
통증유형 1 후두부가 아프다…84
통증유형 2 관자놀이가 아프다 ①…86
통증유형 3 관자놀이가 아프다 ②…88
통증유형 4 눈이 아프다…90
Column 일상생활 속에서 통증 해소하기-두통…92

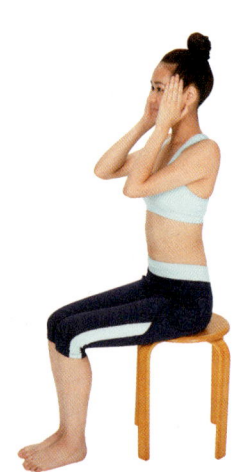

Part 5

무릎 통증

Introduction 무릎은 왜 아픈 걸까?…94

무릎 통증 해소법 1 허벅지 앞쪽 이완시키기…96

무릎 통증 해소법 2 허벅지 이완시키기…98

무릎 통증 해소법 3 하반신 이완시키기…100

통증유형 1 무릎 안쪽이 아프다…102

통증유형 2 무릎 바깥·뒤가 아프다…104

통증유형 3 무릎 위·옆이 아프다…106

통증유형 4 무릎 아래쪽이 아프다…108

통증유형 5 무릎 옆쪽이 아프다…110

통증유형 6 가부좌를 틀면 무릎 안쪽이 아프다…112

Column 일상생활 속에서 통증 해소하기-무릎 통증…114

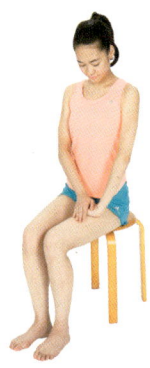 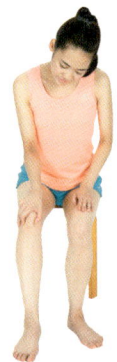 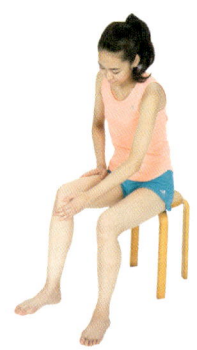

Part 6
팔·손목 통증

Introduction 팔과 손목의 통증은 왜 생기는 걸까?…116
통증유형 1 손목 주변이 아프다…118
통증유형 2 물건을 집을 때 팔이 아프거나 당긴다…120
통증유형 3 팔꿈치 바깥쪽이 아프다…122
통증유형 4 팔 안쪽이 당긴다…124
통증유형 5 손 붓는 증상 없애기…126
Column 일상생활 속에서 통증 해소하기–팔·손목 통증…128

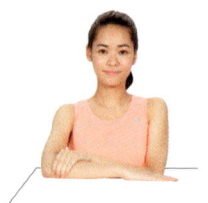

Part 7
엉덩이·고관절·발목 통증

Introduction 엉덩이·고관절·발목 통증은 왜 생기는 걸까?…130
통증유형 1 엉덩이 당김·통증이 있다…132
통증유형 2 가부좌를 틀면 고관절 바깥쪽이 아프다…134
통증유형 3 발목이 뻐근하다…136
통증유형 4 복사뼈 주변이 아프다…138
통증유형 5 장딴지가 뭉치거나 뒤꿈치가 아프다…140
통증유형 6 아킬레스건이 아프다…142
Column 일상생활 속에서 통증 해소하기–엉덩이·고관절·발목 통증…144

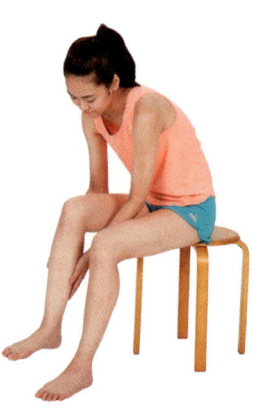

Part 8

고통스러운 증상 완화

- **통증유형 1** 수족 냉증 해소하기…146
- **통증유형 2** 변비·생리통 증상 해소하기…148
- **통증유형 3** 신체 무기력증 완화시키기…150
- **Column** 여성들만 겪는 통증…152

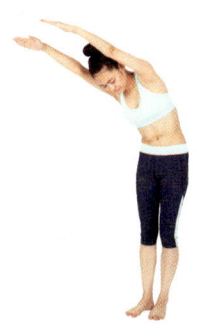

Part 9

통증 예방

- **통증유형 1** 어깨 결림 예방하기…154
- **통증유형 2** 요통 예방하기…156
- **통증유형 3** 안구 피로에 의한 두통 예방하기…158
- **통증유형 4** 굽은 등 예방하기…160
- **통증유형 5** 무릎 통증 예방하기…164
- **통증유형 6** 팔꿈치 통증 예방하기…166

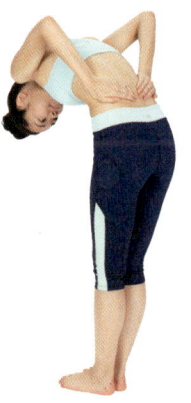

이 책의 특징

특징 1 혼자서, 도구 없이, 집에서 치료하는 통증클리닉

이 책은 집에서 혼자 할 수 있는 근막 이완 요법을 소개하고 있습니다. 특별한 도구를 이용하는 것도 아니고 넓은 공간이 필요한 것도 아니기 때문에 언제, 어디서나 간편하게 운동할 수 있습니다. 또한 여기서 소개하는 모든 운동은 시간이 많이 걸리지 않기 때문에 시간에 대한 부담도 없습니다. 아침저녁으로 간편하게 운동하는 것만으로 통증에서 벗어날 수 있습니다.

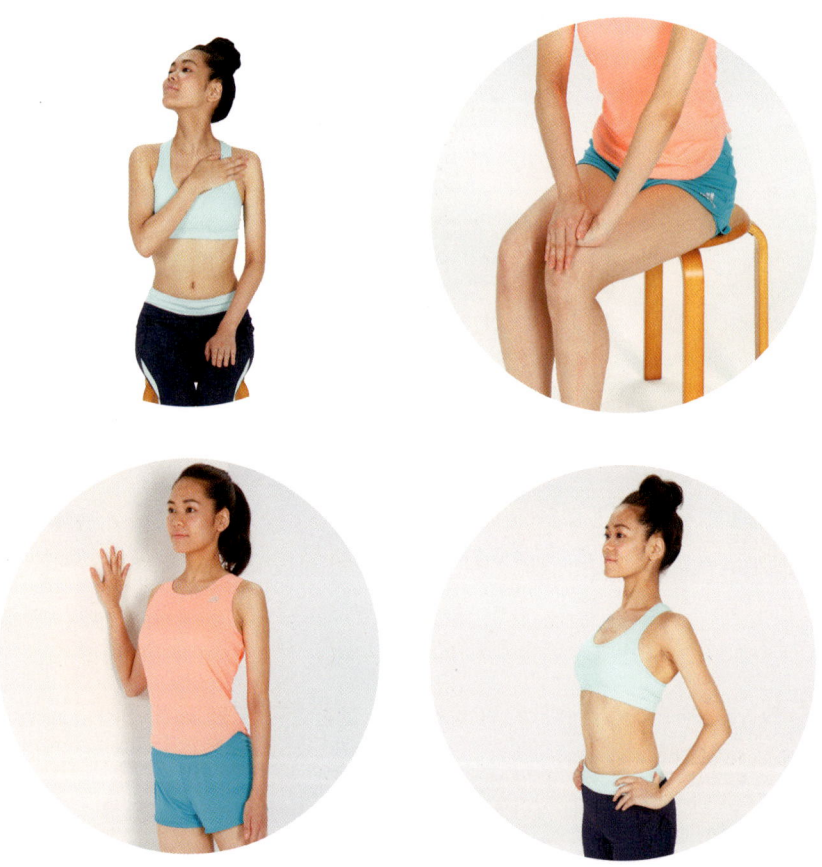

특징 2   통증 부위별 이완법 소개하는 소장용 가족건강서

이 책은 통증 부위별로 운동법을 제시하고 있습니다. 어깨 결림, 요통, 두통, 무릎 통증, 팔·손목, 엉덩이·고관절·발목 등 통증이 있는 부위에 따라 근막 이완 요법을 소개하고 있기 때문에 온가족이 두고두고 사용할 수 있습니다.

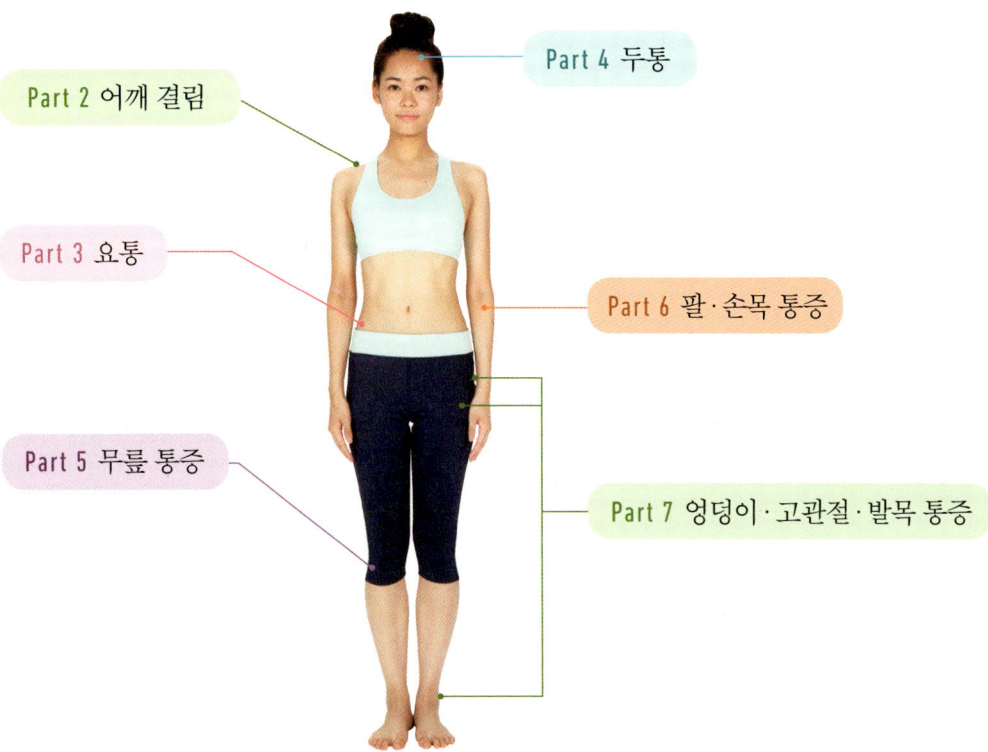

- Part 2 어깨 결림
- Part 3 요통
- Part 4 두통
- Part 5 무릎 통증
- Part 6 팔·손목 통증
- Part 7 엉덩이·고관절·발목 통증

특징 3   통증을 예방하는 근막 이완까지 완벽 가이드

변비 및 생리통, 수족 냉증, 신체 무기력증 같은 고통스러운 증세를 완화하는 것은 물론, 어깨 결림, 요통, 두통, 무릎 통증, 팔꿈치 통증 등을 미리 예방하기 위한 근막 이완 방법도 소개하고 있습니다. 매일 습관처럼 실천한다면 통증 없이 가볍고 즐거운 하루를 보낼 수 있습니다.

- Part 8 고통스러운 증상을 완화해주는 스트레칭
- Part 9 통증을 예방해주는 스트레칭

이 책의 구성 및 활용법

이완 부위
각 항목에서 소개하는 운동에 따라 이완시키는 부위를 보여줍니다.

근막 이완 순서
번호에 따라 순서대로 근막을 이완시킵니다.

Point!
근막을 이완시킬 때 중요한 포인트와 조심해야 할 사항 등을 설명합니다.

기준 시간
몸을 스트레칭할 때 기준으로 삼는 시간을 알려줍니다.

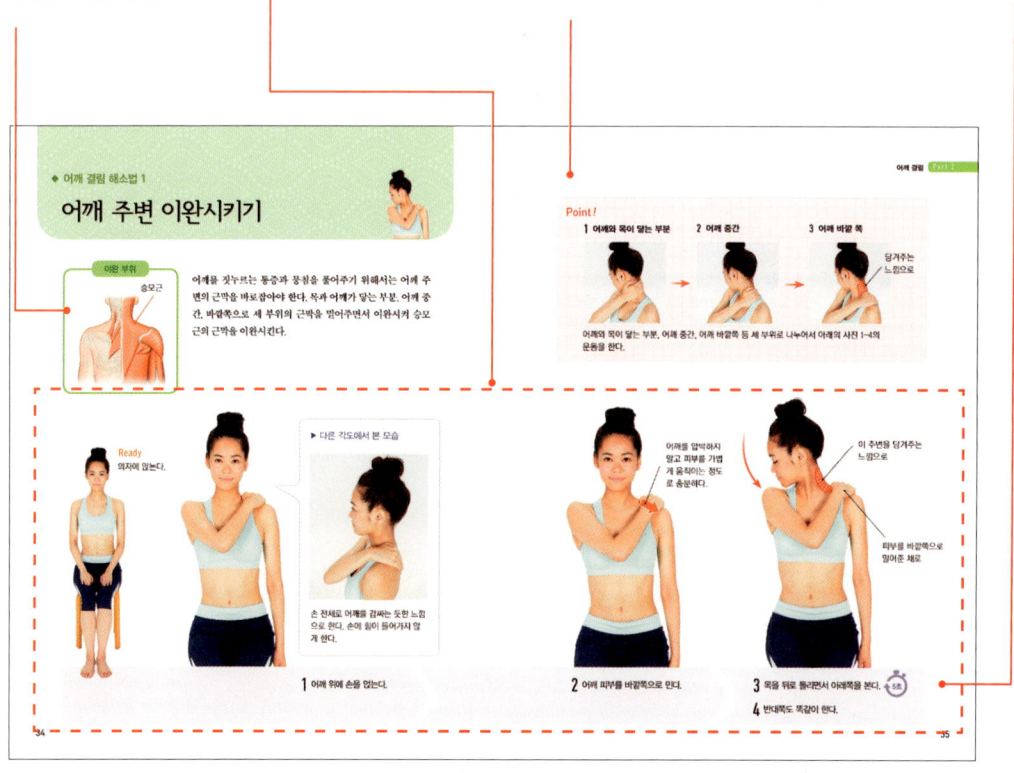

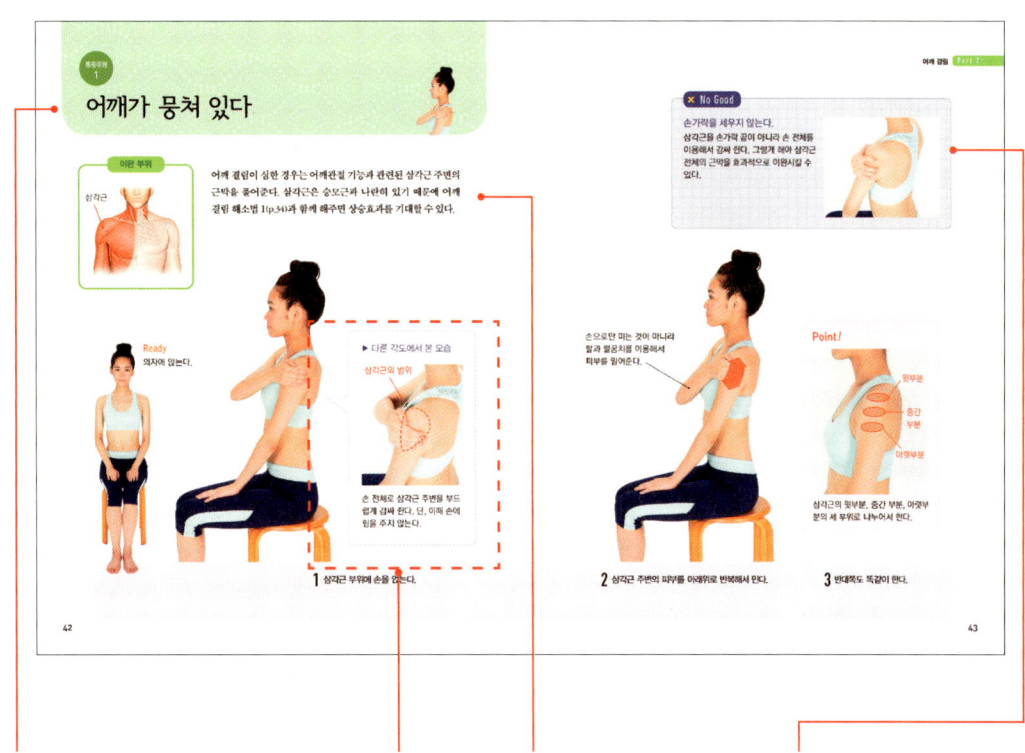

통증유형
증상별로 근막을 이완시키는 방법을 설명합니다.

다른 각도에서 본 모습
정면 사진으로는 잘 보이지 않는 부위를 각도를 바꾼 사진으로 보여줍니다.

해소 방법
통증 해소를 위해 매일 습관적으로 할 수 있는 방법을 소개합니다.

NG
잘못된 이완 방법을 보여줍니다.

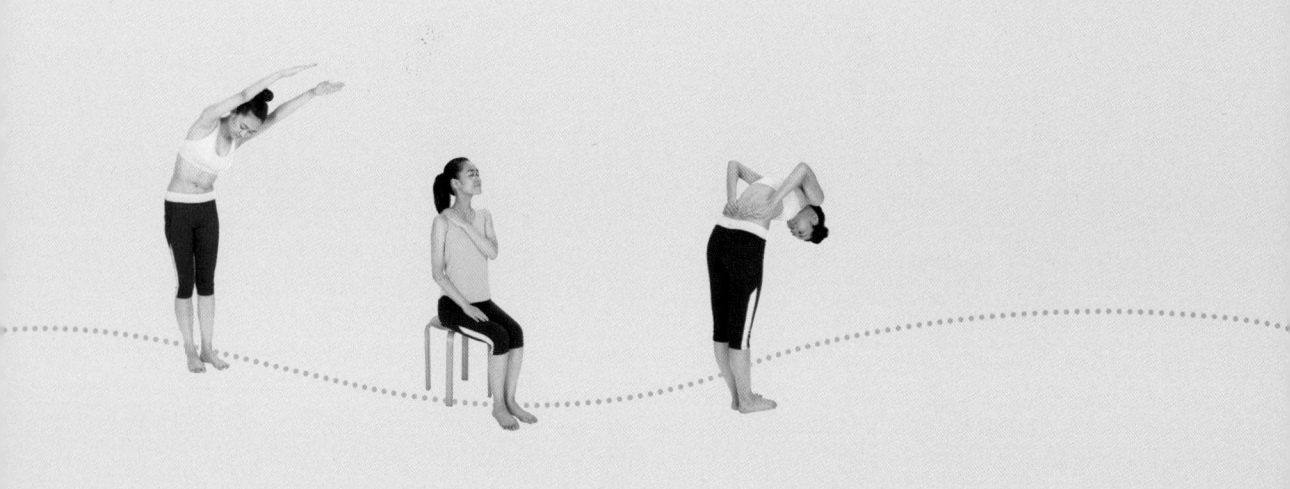

Part 1

근막 이완의 기본

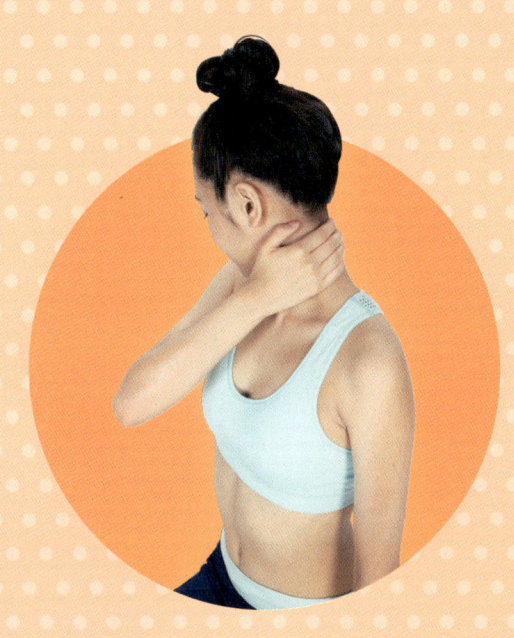

Introduction

근막이란 무엇인가?

최근 들어 '근막'이라는 단어를 자주 접하게 된다. 근막이란 간단하게 말해서, '근육을 감싸고 있는 막'을 말한다. 하지만 근막이 감싸고 있는 것은 근육만이 아니다. 마치 바디슈트처럼 몸 전체를 둘러싸며 뼈와 내장, 혈관, 신경 등 신체를 구성하는 다양한 조직을 감싸 몸 전체의 형태를 만들고 있다고 해도 과언이 아니다. 실제로 근막은 '제2의 골격'이라고도 불린다.

근막은 부드러우면서 강하지만 신축성 없는 콜라겐과 고무처럼 탄력성을 지닌 엘라스틴이라는 두 가지 단백질로 구성되어 있다. 이 두 단백질이 몸의 움직임에 따라 늘어났다 오그라들었다 하면서 몸이 올바른 자세를 유지하고 원활하게 움직이도록 해준다.

근막 이완의 기본 **Part 1**

◆ 콜라겐 섬유와 엘라스틴 섬유

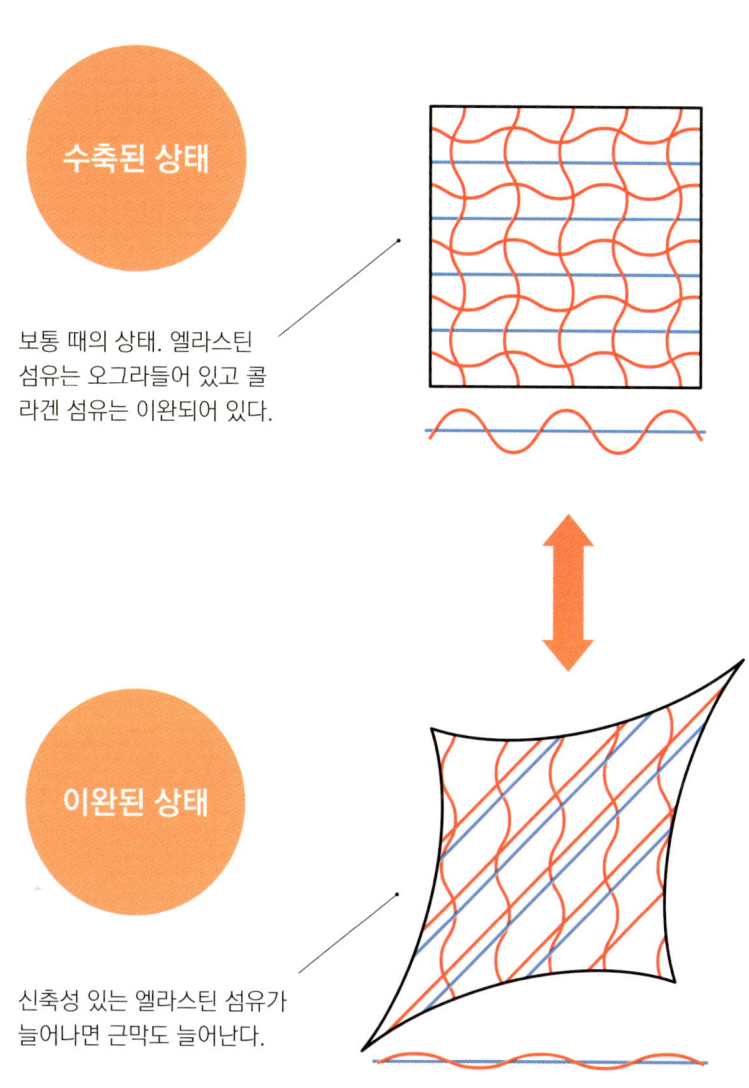

수축된 상태
보통 때의 상태. 엘라스틴 섬유는 오그라들어 있고 콜라겐 섬유는 이완되어 있다.

이완된 상태
신축성 있는 엘라스틴 섬유가 늘어나면 근막도 늘어난다.

Introduction

결림이나 통증은
왜 생기는 걸까?

지금까지는 어깨가 결린다거나 허리가 아픈 증상의 원인이 근육에 있다고 생각해왔다. 하지만 의학의 발달로 인해 근막의 유착 및 변형에 그 원인이 있다는 것을 알게 되었다. 근육이나 근섬유, 내장 같은 조직은 각각 단독적인 근막으로 뒤덮여 있다. 이 근막이 인접하는 조직의 완충재 역할을 하고 있기 때문에 신체 각 부위를 원활하게 움직일 수 있는 것이다.
하지만 장시간 똑같은 자세를 취하거나 신체의 한 부분만을 혹사하는 등의 상태가 지속되면 근막이 복원성(復原性)을 잃게 되어 근막에 변형이나 당김이 발생하게 된다. 이것이 근막 유착이다. 이렇게 근막이 유착되면 근막 간에 마찰이 생기게 되어 각 조직의 움직임이 원활하지 않을 뿐 아니라, 혈관이 근막을 조이면서 혈액순환이 나빠져서 통증을 일으키게 된다.

근막 이완의 기본 | Part 1

◆ 결림·통증의 원인이 되는 근막 유착

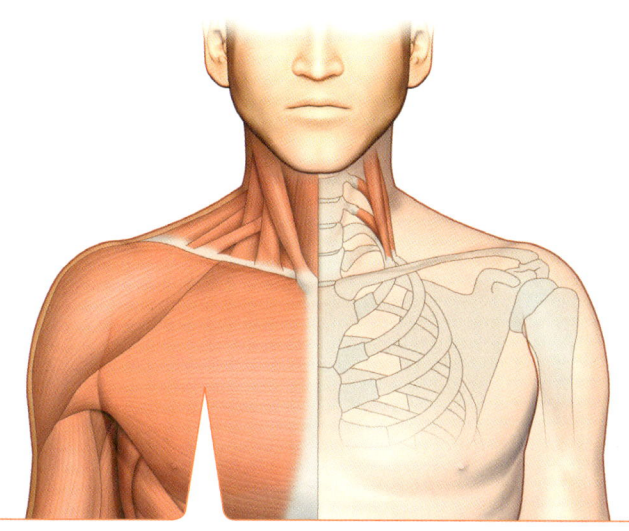

근막 조직도

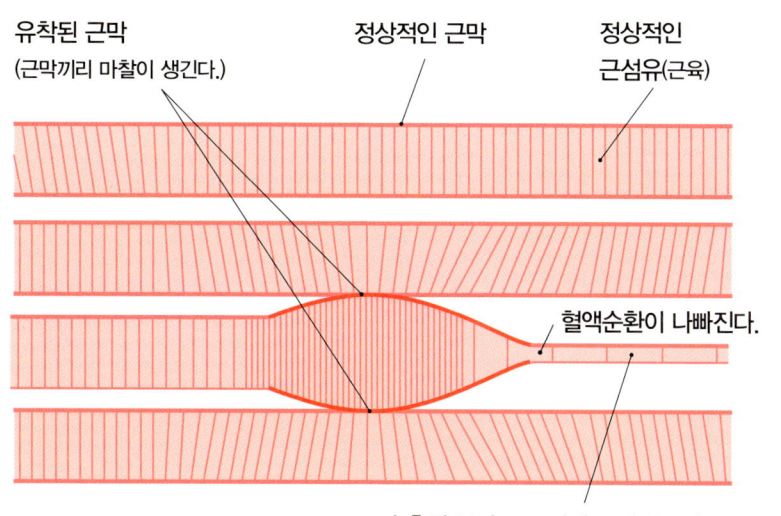

- 유착된 근막 (근막끼리 마찰이 생긴다.)
- 정상적인 근막
- 정상적인 근섬유(근육)
- 혈액순환이 나빠진다.
- 수축된 근막으로 인해 조여진 근육

근막이 복원성을 잃게 되면 근막은 수축된 상태로 굳어진다. 그러면 유착된 근막에 의해 근막끼리 마찰이 생기게 되고, 유착된 근막이 혈관을 조이게 되어 혈액순환이 나빠진다.

Introduction

근막 이완이란 무엇인가?

근막 유착으로 인해 생기는 결림이나 통증, 이러한 신체의 불균형을 없애는 것이 이 책에서 소개하는 '근막 이완'이다. '이완(release)'이란 '풀어주다'라는 뜻을 담고 있다. 말 그대로 유착된 근막을 풀어주어 원래의 상태로 되돌리는 것을 말한다.
어떤 근막에 유착이 생겨서 통증을 느끼게 되면 그 부분을 보완하기 위해 다른 부위에 부담이 가게 되고, 그리하여 또 다른 근막에 유착이 발생하게 된다. 그러면 통증뿐만 아니라 신체의 변형, 운동 기능 저하, 변비 및 소화불량과 같은 내장 기능 저하 등의 증상이 발생하기도 한다. 그러한 증상을 개선하거나 예방하기 위해서는 근막 이완이 반드시 필요하다.

◆ 결림·통증을 해소하는 근막 이완

근막 이완은 유착된 근막을 풀어주는 효과적인 방법이며 특별한 기술이나 힘이 필요하지 않기 때문에 누구나 쉽고 안전하게 할 수 있다.

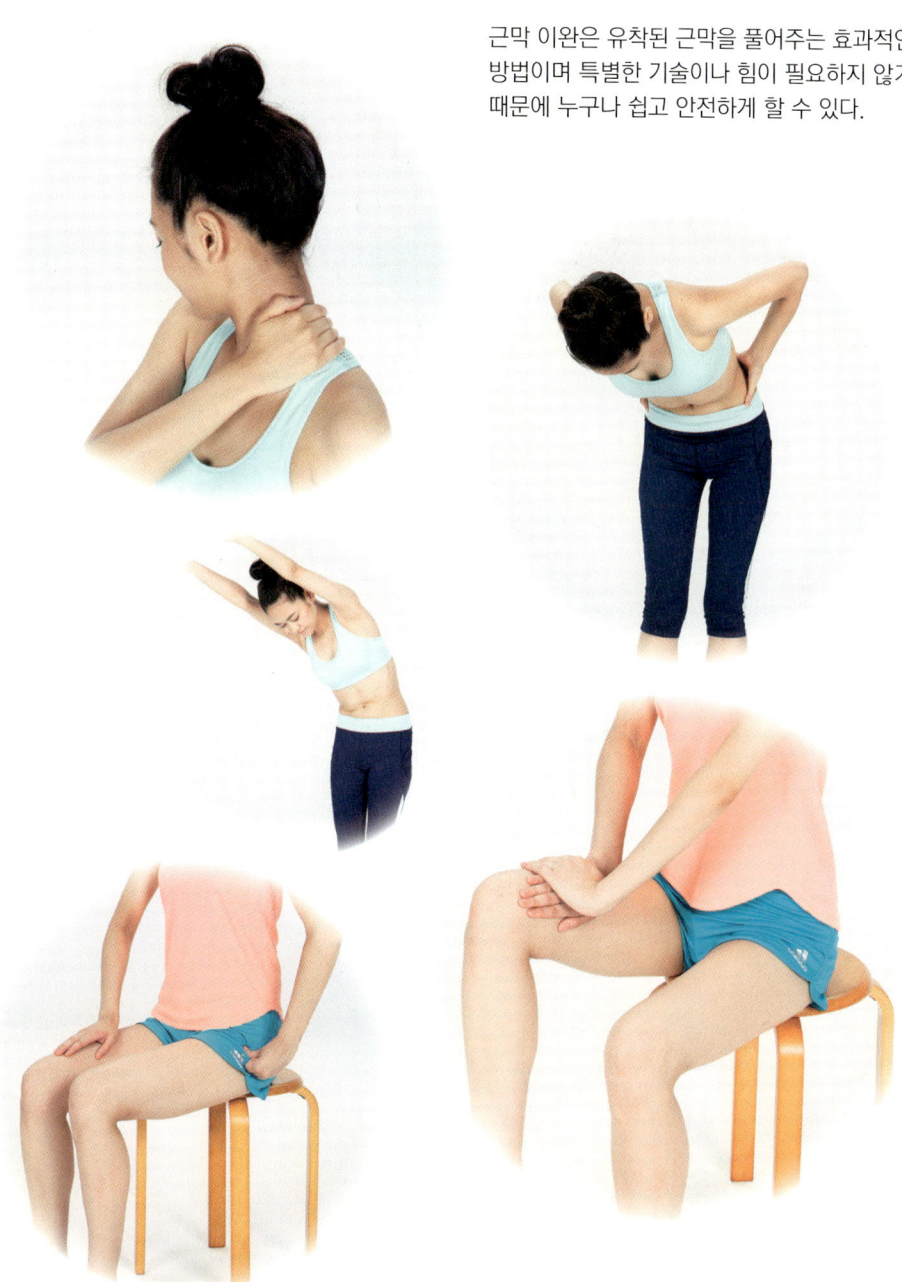

Introduction

근막 이완의 장점

근막 이완을 하게 되면 결림이나 통증 같은 여러 증상이 완화된다. 이것은 이상을 일으킨 근막이 원래 상태로 돌아가서 혈액순환이 좋아지기 때문이다.
또한 근막이 원래의 모양을 되찾기 때문에 일상의 활동이 편해진다. 나아가 신체의 부조화 개선이나 운동 기능 향상 같은 효과도 기대할 수 있다.
몸의 어떤 부위에 통증이나 불편함 등 신체의 불균형으로 인해 발생하는 증상이 나타나면 근막 이완을 통해 개선시키는 습관을 가지면 좋다.
그렇다고 해서 근막 이완이 모든 증상에 다 효과가 있는 것은 아니다. 관절의 변형이나 헤르니아(탈장) 등의 구조적 변화, 염좌(捻挫)나 타박상 등 급성으로 나타나는 증상을 치료할 수는 없다. 이러한 진단을 받게 되면 전문가의 지시에 따라 적절한 치료를 받아야 한다.

◆ 근막 이완의 장점

- ○ 결림 증상을 완화시킨다.
- ○ 각 부위의 통증을 완화시킨다.
- ○ 혈액순환을 개선시킨다.
- ○ 자세를 바로잡는다.
- ○ 운동 기능이 향상된다.
- ○ 노폐물이 배출된다.
- ○ 부기가 빠진다.
- ○ 내장 기능이 좋아진다.
- ○ 유연성이 좋아진다.

◆ 근막 이완을 통해 개선할 수 없는 것

- ✗ 관절 변형의 치료(증상이 완화될 수는 있다.)
- ✗ 헤르니아(탈장)의 치료(증상이 완화될 수는 있다.)
- ✗ 골절의 치료(치료 이후의 재활치료로 활용하면 효과를 기대할 수 있다.)
- ✗ 염좌의 치료(치료 이후의 재활치료로 활용하면 효과를 기대할 수 있다.)

Introduction

근막 이완의
기본 방법

그렇다면 실제로 근막 이완은 어떻게 하면 될까?
이 책에서는 주로 혼자서 하는 방법, 즉 자기 손으로 근막을 이완시키는 방법을 소개하고 있다.
일반적으로 마사지를 할 때는 주로 주무르거나 누르기, 두드리기 같은 동작을 하게 된다. 하지만 그것만으로는 근막을 제대로 풀어줄 수 없다.
근막을 정상적인 상태로 되돌리기 위해서 필요한 것은 천천히 움직이는 것이다. 손을 피부에 밀착시키듯이 올려놓고 피부를 밀어준다. 그렇게 하면 근막의 유착을 해소할 수 있고, 통증 등의 여러 증상을 완화시킬 수 있다. 또한 손이 닿지 않거나 밀기가 힘든 부위는 반복적으로 근막을 움직여서 막끼리 움직임을 원활하게 할 수 있는 방법을 소개하고 있다.
단, 상처나 염좌, 타박상, 골절 등의 증상이 남아 있는 부위에는 하지 않는 것이 좋다. 또 열이 나거나 음주 시에도 피하는 것이 좋다.

◆ 근막 이완 방법

손을 이용해서 근막을 이완시킨다

- 이완시킬 부위에 손을 대고 여러 방향으로 피부를 밀어준다.
- 피부를 밀 때는 손에 힘을 주지 말고 피부에 갖다 대기만 한다. 팔 전체를 이용해서 피부를 민다.
- 가급적 피부에 직접 손을 올려놓는다.
- 피부를 밀게 되면 그 밑에 있는 근막이 함께 이완된다.

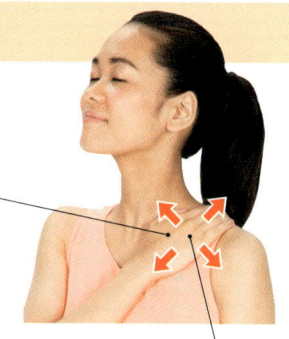

근막이 이완되면 시원한 느낌의 기분 좋은 자극이 느껴진다.

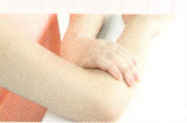

피부를 문지른다기보다 피부를 조금 당긴 후에 놓는 듯한 느낌으로 한다.

몸을 구부려서 근막을 이완시킨다

- 피부를 밀면서 천천히 몸을 구부리고 펴면서 근막을 이완시킨다.
- 몸을 한번에 확 구부리지 않도록 한다.

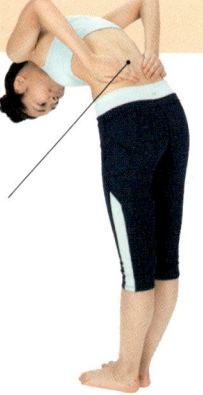

근막이 이완될 때 기분 좋은 자극을 느낌과 동시에 뭉침이나 통증이 완화되고 몸이 가벼워진다.

근육에 힘을 주면서 간단한 운동을 통해 근막을 이완시킨다

- 힘을 주고 몸을 움직여서 유착된 근막을 이완시킨다.

기분 좋은 자극이 느껴진다.

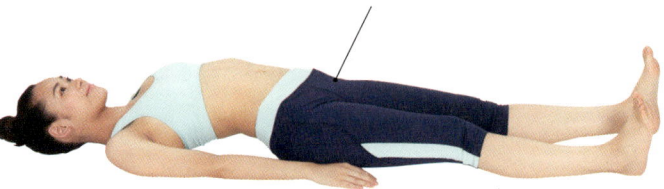

Introduction

근막과 통증의 관계

근막은 몸 전체를 감싸는 바디슈트와 같은 것으로 신체의 다양한 부위와 연결된다. 즉, 어느 한 곳에 유착이나 변형이 생기게 되면 그 이상(異常) 현상이 광범위하게 전달되어 신체의 여러 부분에서 부조화를 일으키게 되는 것이다.

예를 들면, 두통을 일으키는 지점이 머리가 아니라 목 주변인 경우도 있다. 다시 말해서 실제로 통증이 생기는 지점과 멀리 떨어진 곳에 통증을 유발하는 원인이 있을 수 있다는 것이다.

이때 원인이 되는 부위를 '트리거 포인트(trigger point)'라고 하며, 그로 인해 생기는 통증을 '연관통(聯關痛)'이라고 한다.

뭉침이나 통증을 해소하기 위해서는 통증의 원인이 되는 부위도 확실하게 이완시킬 필요가 있다.

근막 이완의 기본 Part 1

◆ 트리거 포인트와 연관통의 범위

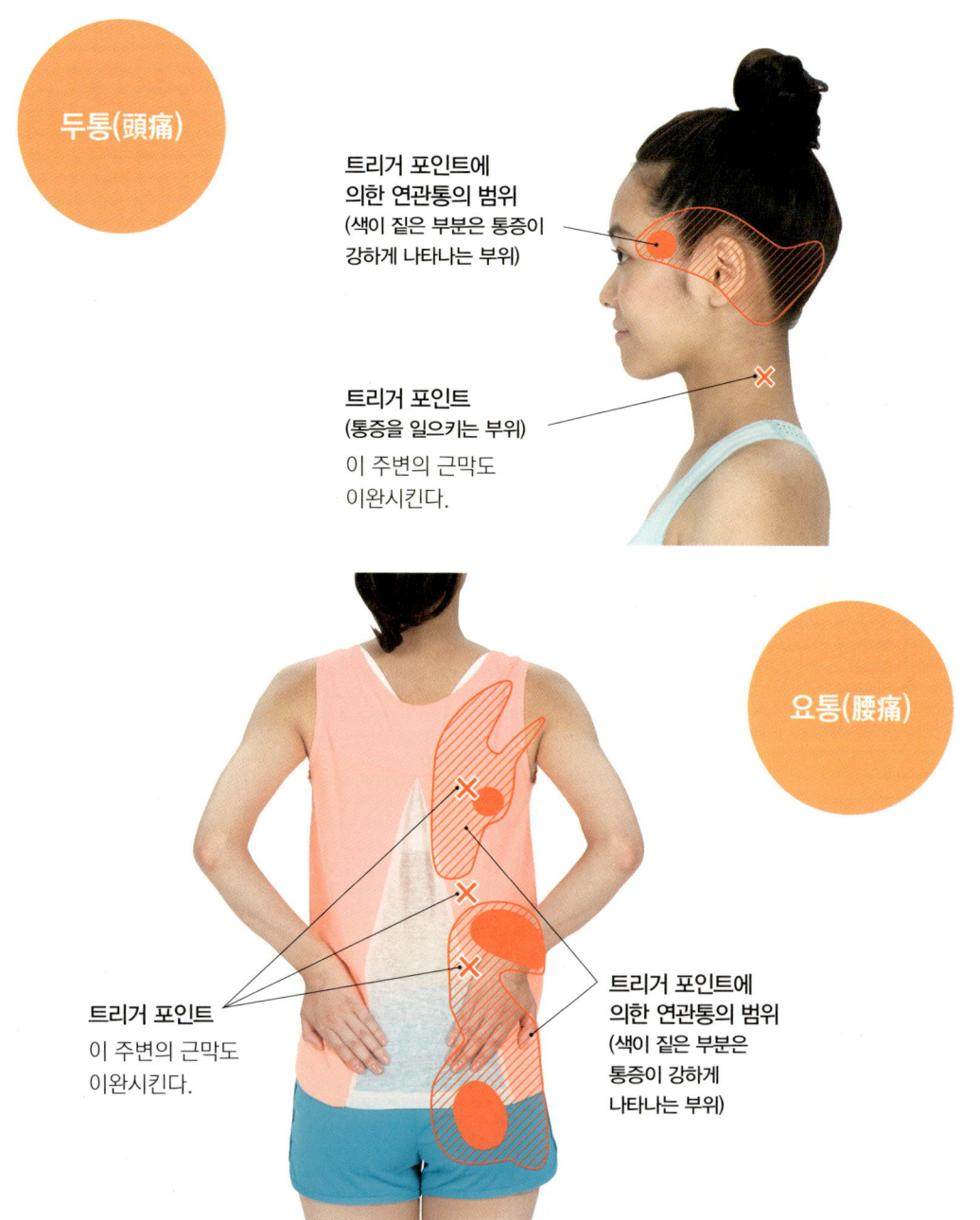

두통(頭痛)

트리거 포인트에 의한 연관통의 범위
(색이 짙은 부분은 통증이 강하게 나타나는 부위)

트리거 포인트
(통증을 일으키는 부위)
이 주변의 근막도 이완시킨다.

요통(腰痛)

트리거 포인트
이 주변의 근막도 이완시킨다.

트리거 포인트에 의한 연관통의 범위
(색이 짙은 부분은 통증이 강하게 나타나는 부위)

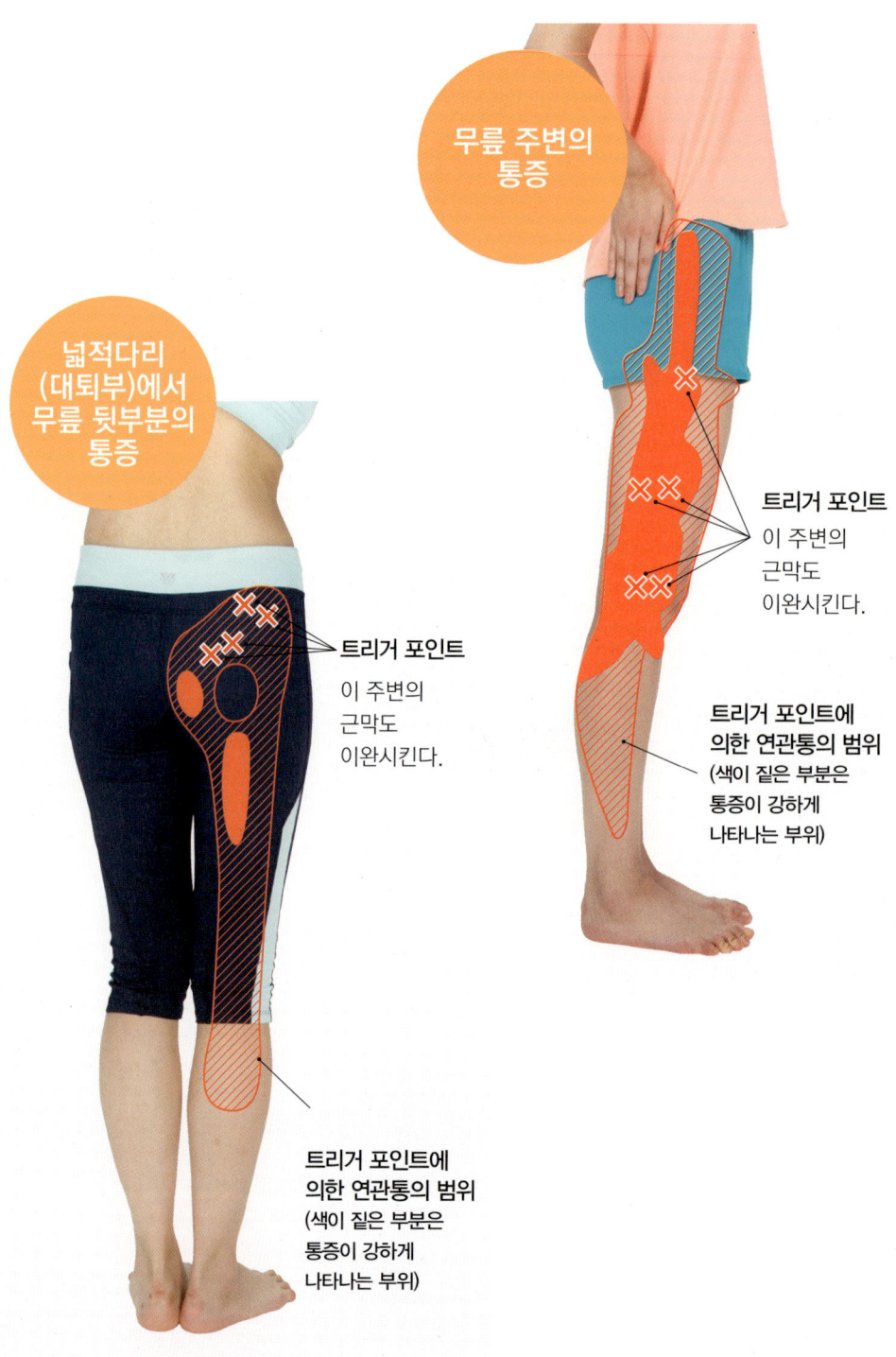

Part 2
어깨 결림

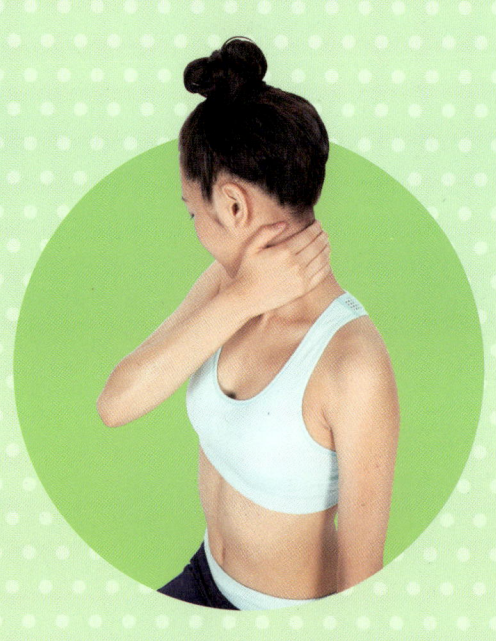

Introduction

어깨 결림은
왜 생기는 걸까?

현대인의 병이라고 할 수 있는 어깨 결림은 그 원인이 근육이 뭉치는 것에만 있는 것이 아니다. 어깨 결림의 최대의 원흉이라 할 수 있는 것은 근육을 감싸고 있는 근막의 유착 및 변형이다.

이러한 근막의 유착과 변형의 원인은 일상의 생활 습관 속에 있다. 굽은 등, 다리를 꼬고 앉는 등의 잘못된 자세, 항상 한쪽 어깨로만 가방을 메거나 한쪽 팔로만 무거운 짐을 드는 등 어느 한쪽 근육만을 사용하는 습관 등이 그것이다. 이러한 잘못된 습관이 근막의 유착과 변형을 일으키고 목이나 어깨 주변에 통증을 유발하는 것이다.

어깨 결림을 해소하기 위해서는 이러한 근막의 유착 및 변형을 원래의 상태로 되돌릴 필요가 있다.

이 장에서는 어깨 결림을 해소하는 근막 이완에 대해서 설명하기로 하겠다.

어깨 결림 **Part 2**

◆ 어깨 결림과 관련된 근막 부위

광경근
(廣頸筋 흰색 점선 부분)

아랫입술을 아래쪽으로 끌어내리거나, 목 부위나 쇄골 밑의 피부를 위로 끌어올리는 등의 동작을 관장한다.

흉쇄유돌근(胸鎖乳突筋)

목 부위를 좌우로 기울이거나 비트는 등의 동작을 관장한다.

사각근(斜角筋)

호흡의 보조, 목을 앞과 옆으로 움직일 때 사용된다.

삼각근(三角筋)

앞이나 옆, 뒤로 팔을 올릴 때, 물건을 집어 올리는 등의 동작 시에 사용된다.

대흉근(大胸筋)

윗팔을 접거나 안쪽으로 돌릴 때, 호흡을 보조하는 등의 동작을 담당한다. 손에 체중을 실었을 때 몸을 지탱한다.

견갑거근(肩胛擧筋)

어깨를 움츠리거나 목을 뒤로 돌리는 동작을 할 때 사용된다.

두반극근
(頭半棘筋 흰색 점선 부분)

위를 볼 때 사용된다.

승모근(僧帽筋)

상·중·하부로 나뉜다. 머리, 견갑골의 동작에 관여한다. 어깨를 움츠리거나 두 손을 번쩍 드는 동작 시에 사용된다.

능형근(菱形筋)

견갑골을 움직이거나 물건을 앞으로 당길 때 사용된다.

※ 흰색의 점선은 신체의 깊은 부위에 있는 근육인 '심층근(inner muscle)'을 나타낸다.

◆ 어깨 결림 해소법 1

어깨 주변 이완시키기

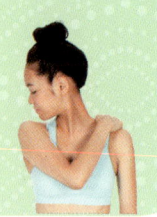

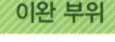
이완 부위

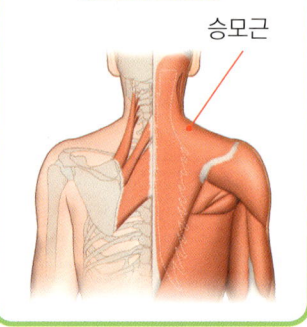
승모근

어깨를 짓누르는 통증과 뭉침을 풀어주기 위해서는 어깨 주변의 근막을 바로잡아야 한다. 목과 어깨가 닿는 부분, 어깨 중간, 바깥쪽으로 세 부위의 근막을 밀어주면서 이완시켜 승모근의 근막을 이완시킨다.

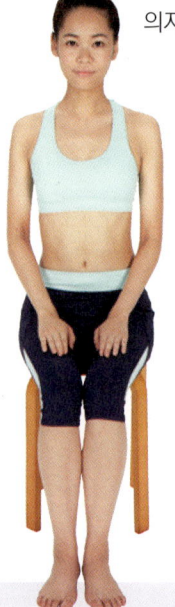

Ready
의자에 앉는다.

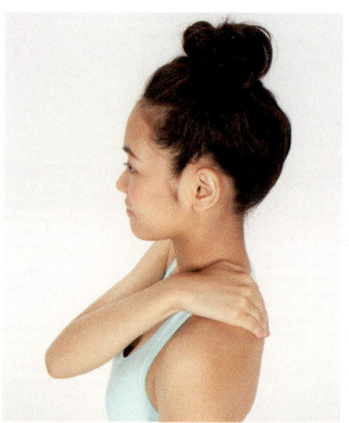

▶ 다른 각도에서 본 모습

손 전체로 어깨를 감싸는 듯한 느낌으로 한다. 손에 힘이 들어가지 않게 한다.

1 어깨 위에 손을 얹는다.

어깨 결림 **Part 2**

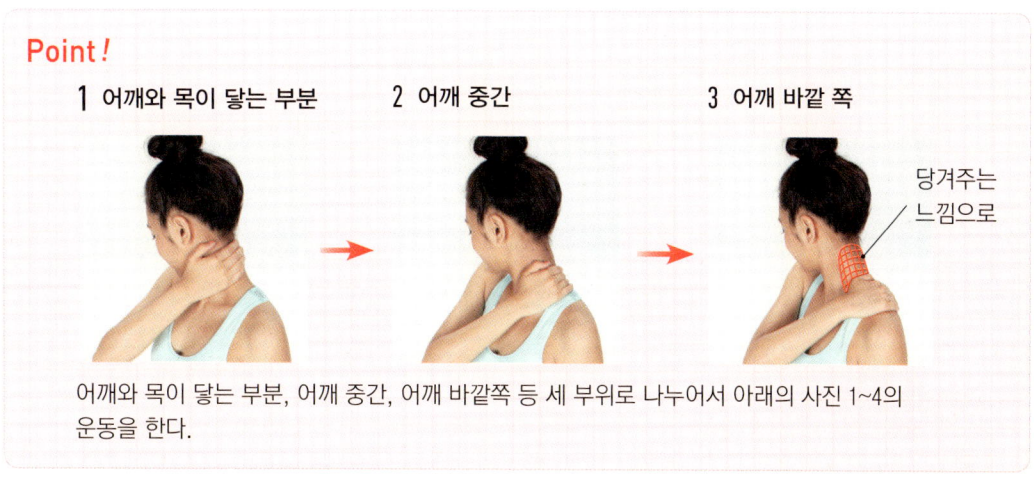

Point!

1 어깨와 목이 닿는 부분
2 어깨 중간
3 어깨 바깥 쪽

당겨주는 느낌으로

어깨와 목이 닿는 부분, 어깨 중간, 어깨 바깥쪽 등 세 부위로 나누어서 아래의 사진 1~4의 운동을 한다.

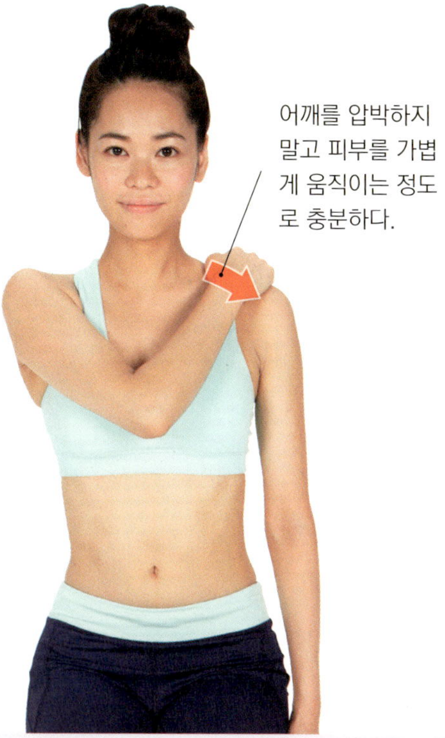

어깨를 압박하지 말고 피부를 가볍게 움직이는 정도로 충분하다.

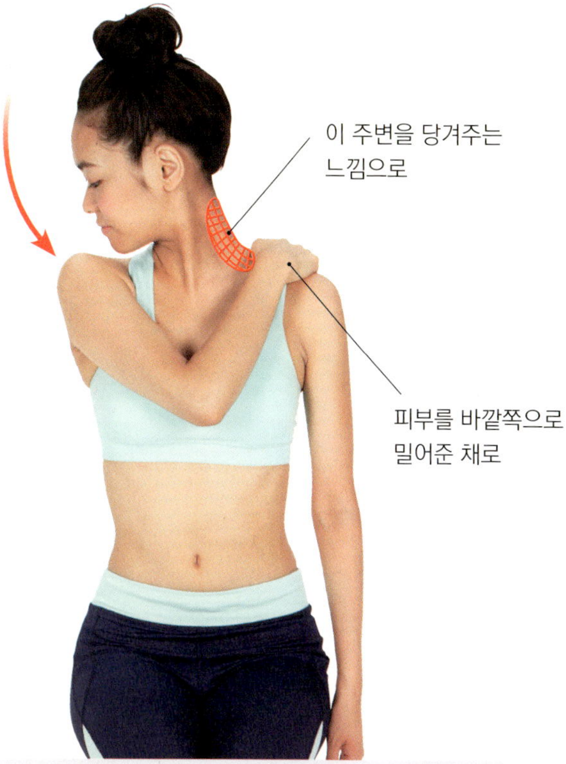

이 주변을 당겨주는 느낌으로

피부를 바깥쪽으로 밀어준 채로

2 어깨 피부를 바깥쪽으로 민다.

3 목을 뒤로 돌리면서 아래쪽을 본다. 5초

4 반대쪽도 똑같이 한다.

35

◆ 어깨 결림 해소법 2

목 앞·옆 부위 이완시키기

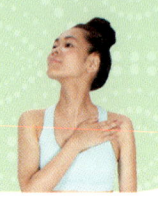

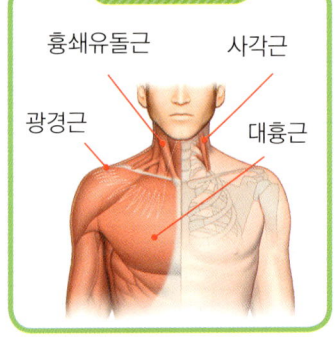

이완 부위
흉쇄유돌근, 사각근, 광경근, 대흉근

딱딱해진 목 주변의 근막이 근육을 수축시켜 혈액순환이 나빠지고 이로 인해 어깨 결림이 생긴다. 어깨 결림 해소에는 목 주변의 근막을 바로 잡아주는 것이 중요하다. 여기서는 목 앞과 옆 부위의 근막을 이완시켜준다.

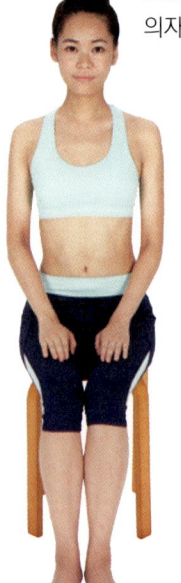

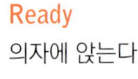
의자에 앉는다.

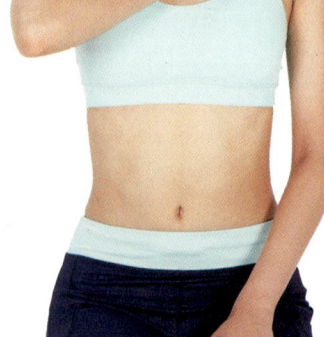

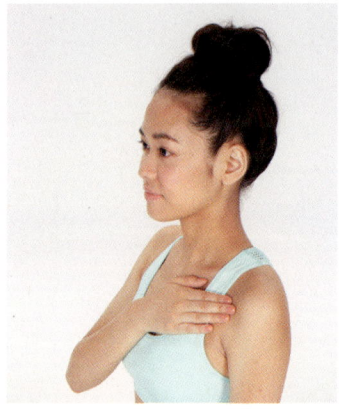

▶ 다른 각도에서 본 모습

손을 몸에 밀착시키듯이 한다.

1 왼쪽 쇄골 아래쪽에 오른손을 댄다.

어깨 결림 Part 2

목 앞쪽이 심하게 결리는 경우

몸 앞쪽의 결림이 심한 경우는 어깨 결림 해소법 2의 방법으로 풀어준 후에 이 운동을 이어서 하면 좋다. 반대쪽도 똑같이 해준다.

1 쇄골 경계 부분에 손을 올려 놓는다.

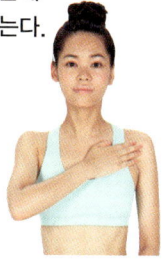

몸의 중심에서 약간 바깥쪽에 손을 올려 놓는다.

2 피부를 아래로 민다.

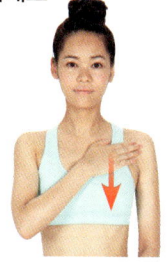

3 2의 상태로 위를 본다.

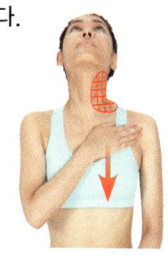

목 왼쪽 앞부분이 당기는 느낌이 들게 한다.

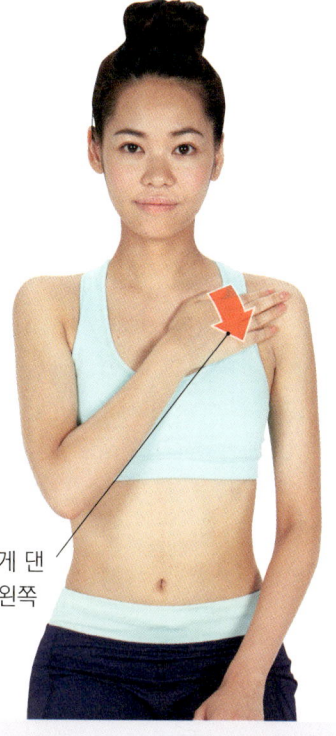

손을 몸에 가볍게 댄 상태로 피부를 왼쪽 사선으로 민다.

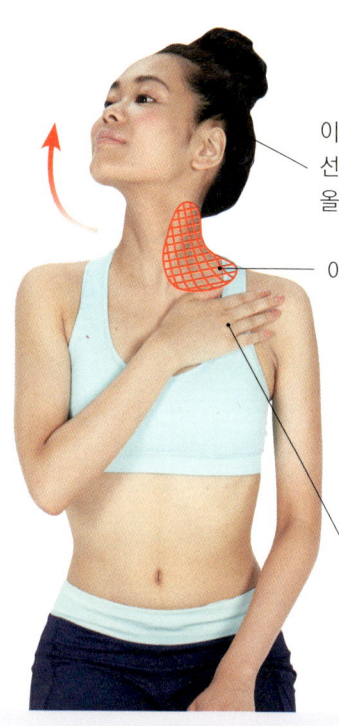

이 경우에는 오른쪽 사선 뒤쪽을 보면서 턱을 올린다.

이 주변을 쭉 당겨준다.

피부는 왼쪽 아래 사선으로 밀어준 채로 유지한다.

2 오른손을 이용해서 피부를 왼쪽 사선으로 민다.

3 목을 뒤로 돌리면서 위를 본다. 5초

4 반대쪽도 똑같이 한다.

◆ 어깨 결림 해소법 3

목 뒤 부위 이완시키기

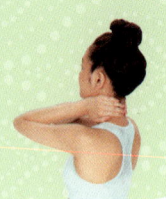

이완 부위

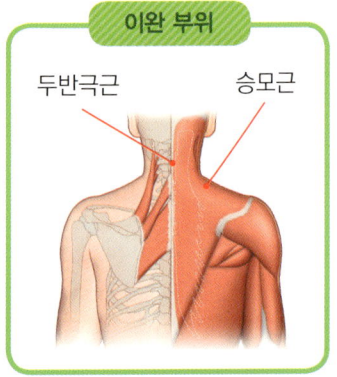

두반극근　승모근

목의 뒤 부위는 근막이 가장 굳어지기 쉬운 곳이다. 목의 앞과 옆의 근막을 풀어준 후에 목 뒤쪽 근막을 조심스럽게 이완시킨다.

Ready
의자에 앉는다.

Point!

윗부분
중간 부분
아랫부분

사진처럼 손으로 목을 감싸 쥐듯이 한다. 힘을 주지 않고 대기만 한다. 목의 윗부분, 중간 부분, 아랫부분의 세 부분으로 나눠서 한다.

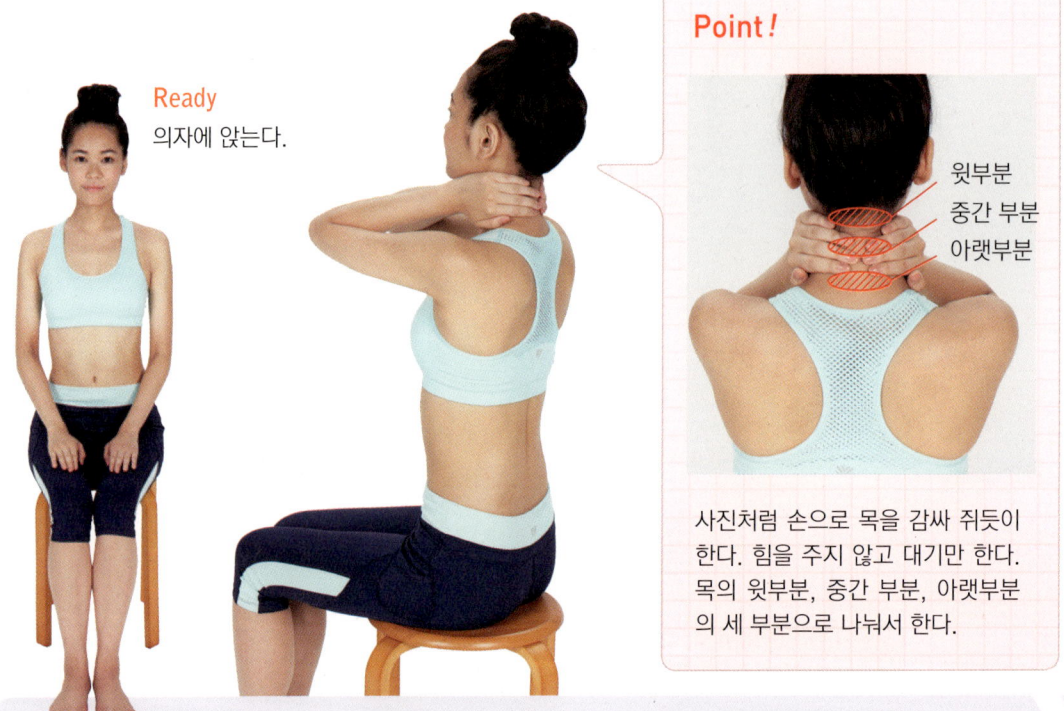

1 목 뒤 부분에 두 손을 얹는다.

어깨 결림 **Part 2**

Point!

목에서 등에 걸쳐서 뭉쳐 있는 경우에는 피부를 위로 밀면서 고개를 아래로 숙이면 좋다. 이렇게 하면 목에서 등 주변 근막을 이완시킬 수 있다.

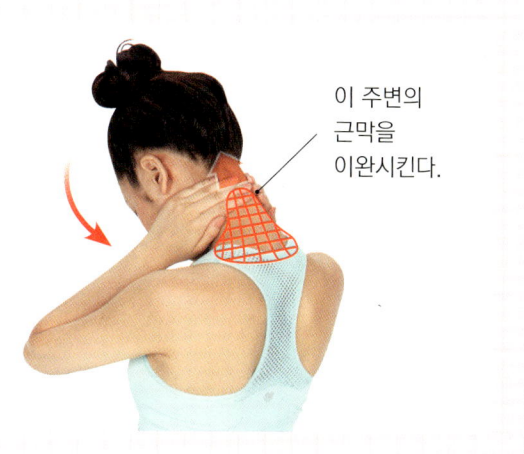

이 주변의 근막을 이완시킨다.

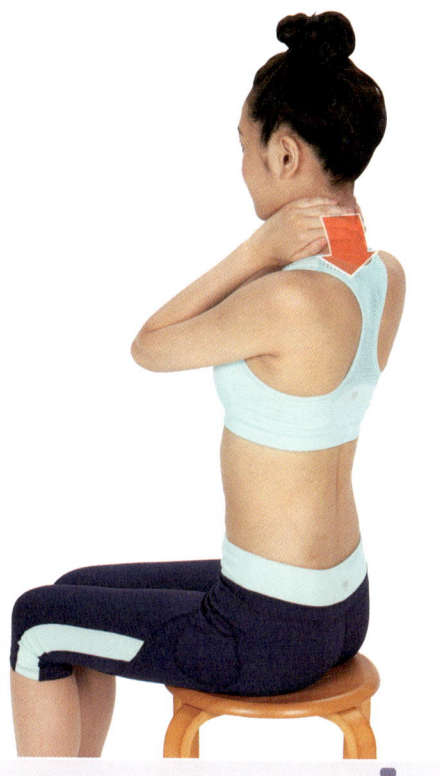

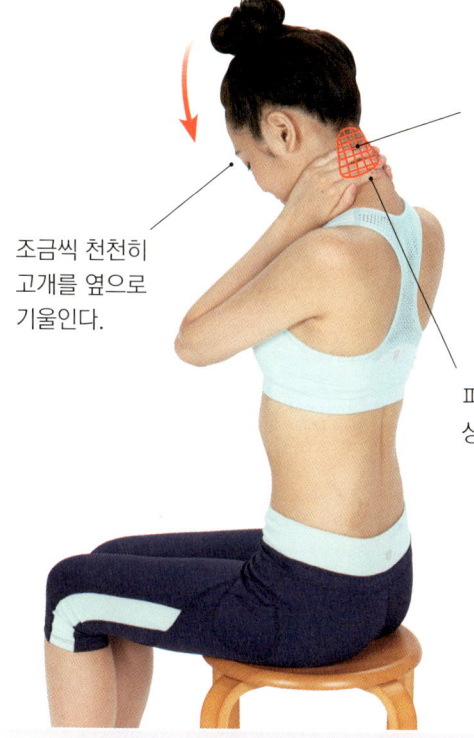

조금씩 천천히 고개를 옆으로 기울인다.

이 부분에 당김이 느껴질 때까지 한다.

피부는 아래로 민 상태를 유지한다.

2 고개를 천천히 앞으로 숙인다. 5초

3 피부를 아래로 민다.

4 1~3의 순서로 3번 반복한다.

◆ 어깨 결림 해소법 4

견갑골 주변 풀어주기

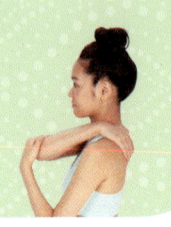

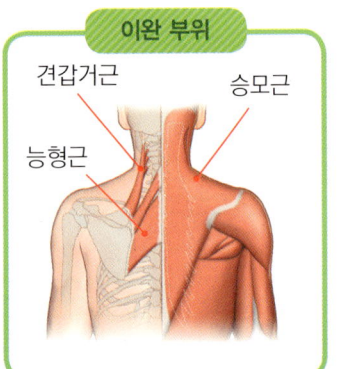

이완 부위
- 견갑거근
- 승모근
- 능형근

어깨가 결리는 것은 견갑골(肩甲骨) 주변 근막의 변형이 원인이 되어 나타나기도 한다. 근막이 여러 층으로 겹쳐 있는 견갑골 안 쪽을 풀어주면 여러 근막을 동시에 이완시킬 수 있다.

▶ **다른 각도에서 본 모습**
어깨가 결리는 부위에 손을 갖다 댄다.

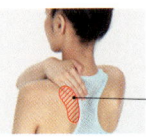

결리기 쉬운 부위

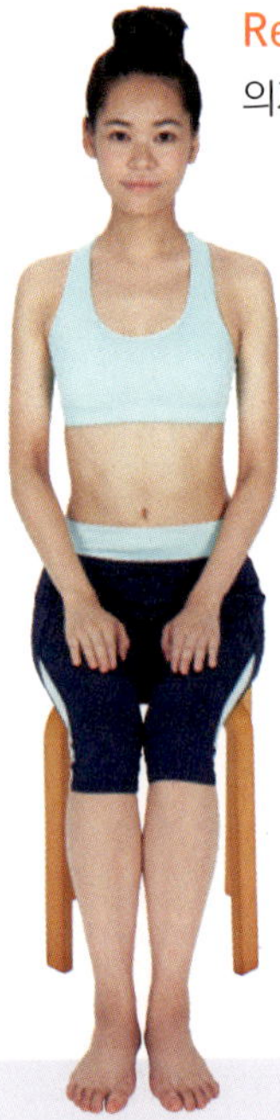

Ready
의자에 앉는다.

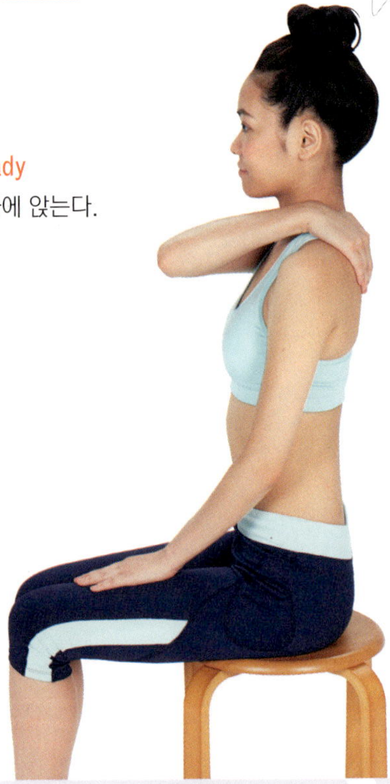

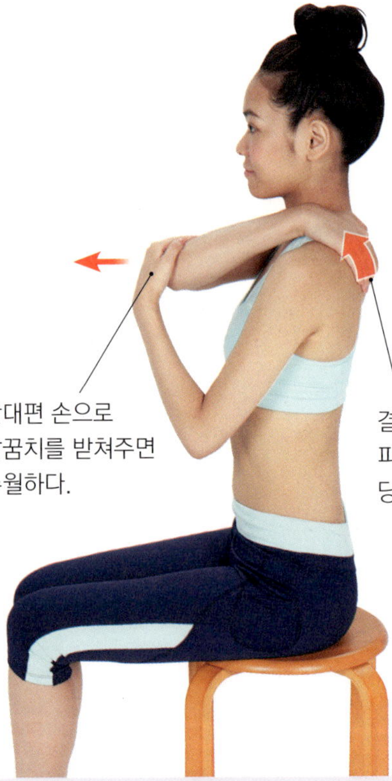

반대편 손으로 팔꿈치를 받쳐주면 수월하다.

결린 부위의 피부를 위로 당긴다.

1 손을 어깨 뒤로 가지고 간다.

2 팔꿈치를 앞으로 내민다.

✕ No Good

허리를 앞으로 구부리지 않는다.
허리를 앞으로 구부린 상태로 하게 되면 해당 부위의 근막을 제대로 이완시킬 수 없기 때문에 효과를 보기 어렵다.

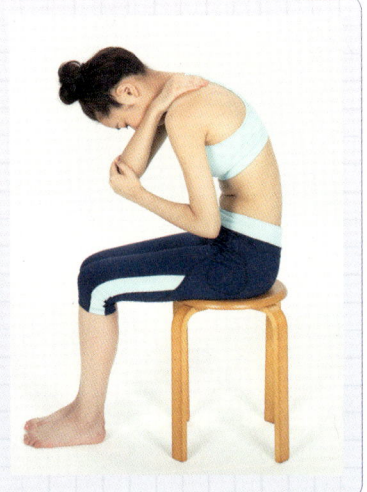

이 주변이 당길 때까지 해준다.

배꼽을 보면서 몸을 구부린다.

Point !

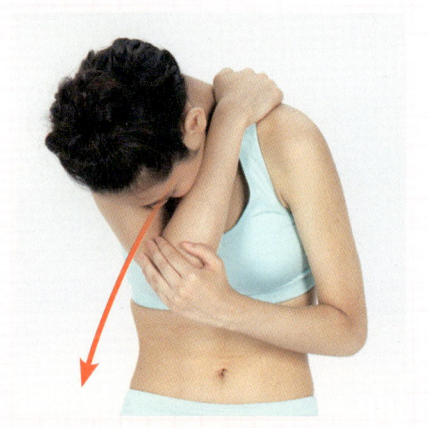

고개를 똑바로 숙이지 말고 사선으로 비스듬히 숙인 채로 하면 더욱 효과적이다.

3 팔꿈치를 앞으로 내리면서 고개를 숙인다. (5초)

4 준비자세로 돌아온 뒤 반대쪽도 똑같이 한다.

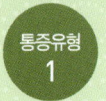

어깨가 뭉쳐 있다

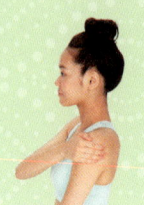

이완 부위

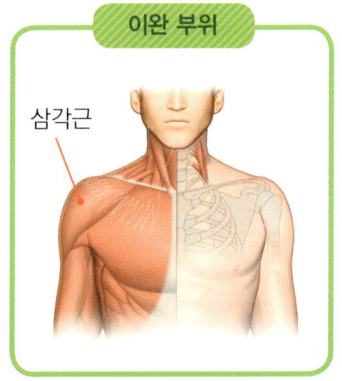

삼각근

어깨 결림이 심한 경우는 어깨관절 기능과 관련된 삼각근 주변의 근막을 풀어준다. 삼각근은 승모근과 나란히 있기 때문에 어깨 결림 해소법 1(p.34)과 함께 해주면 상승효과를 기대할 수 있다.

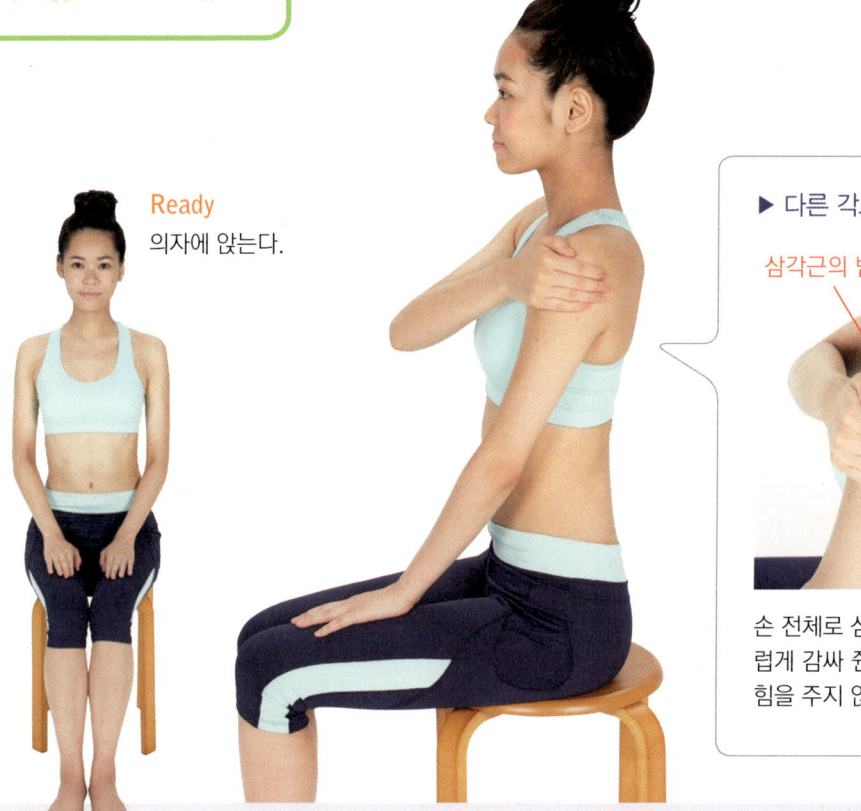

Ready
의자에 앉는다.

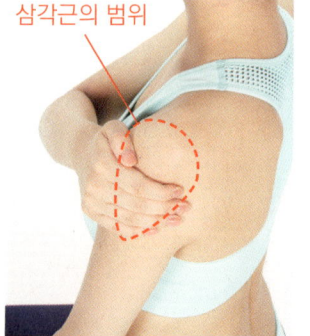

▶ 다른 각도에서 본 모습

삼각근의 범위

손 전체로 삼각근 주변을 부드럽게 감싸 쥔다. 단, 이때 손에 힘을 주지 않는다.

1 삼각근 부위에 손을 얹는다.

어깨 결림 Part 2

✗ No Good

손가락을 세우지 않는다.
삼각근을 손가락 끝이 아니라 손 전체를 이용해서 감싸 쥔다. 그렇게 해야 삼각근 전체의 근막을 효과적으로 이완시킬 수 있다.

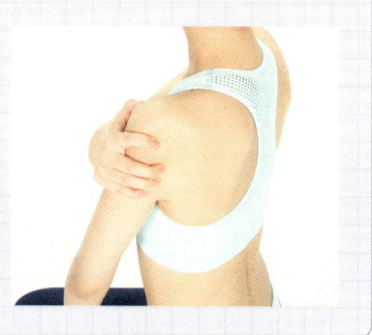

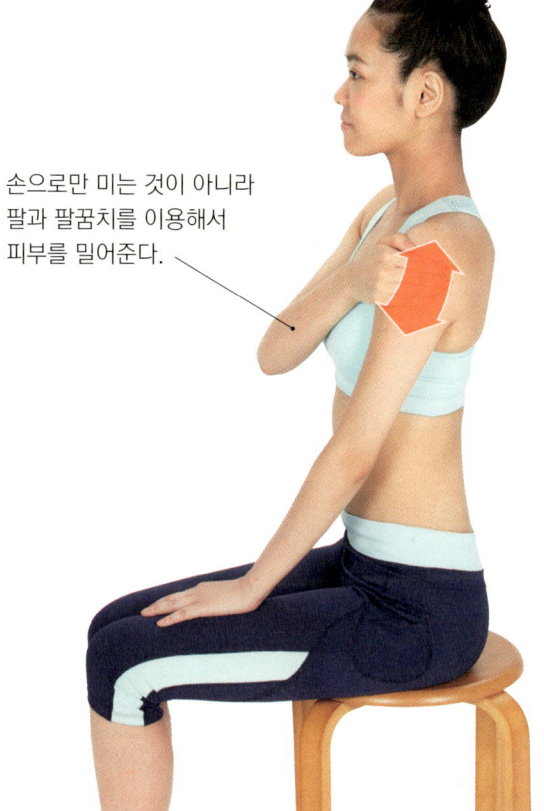

손으로만 미는 것이 아니라 팔과 팔꿈치를 이용해서 피부를 밀어준다.

Point !

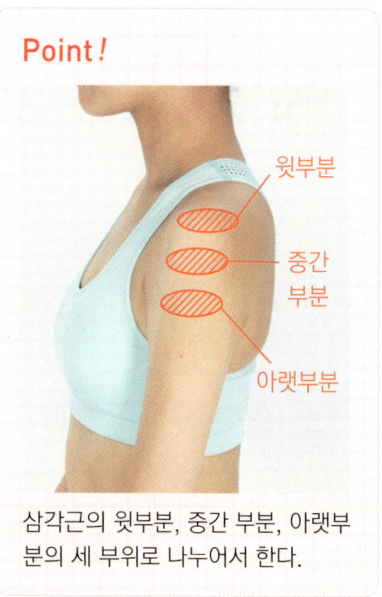

윗부분
중간 부분
아랫부분

삼각근의 윗부분, 중간 부분, 아랫부분의 세 부위로 나누어서 한다.

2 삼각근 주변의 피부를 아래위로 반복해서 민다.

3 반대쪽도 똑같이 한다.

통증유형 2
목에서 어깨에 걸쳐 뭉쳐 있다

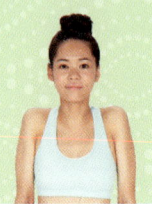

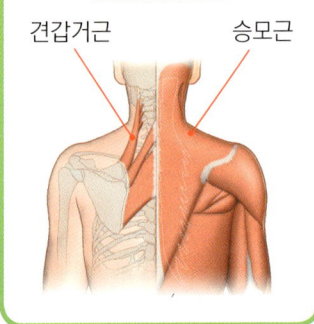

이완 부위
견갑거근 / 승모근

어깨뿐만 아니라 광범위하게 뭉쳐 있는 경우는 어깨를 으쓱하는 운동을 해서 승모근, 견갑거근의 근막을 이완시킨다. 어깨 결림 해소법 1(p.34)로 풀어준 후에 하면 좋다.

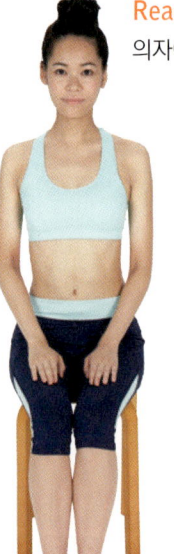

Ready
의자에 앉는다.

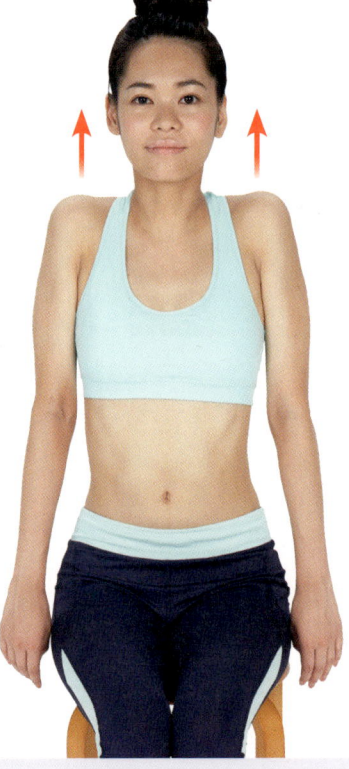

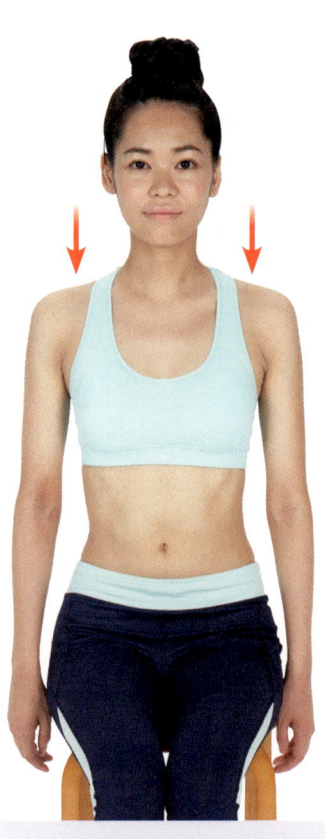

1 어깨를 천천히 들어 올린다.

2 어깨를 천천히 내린다.

3 1과 2를 3번 반복한다.

목이나 등이 굳어서 힘들 때는 아래의 두 가지 운동을 곁들여서 하면 더욱 효과적이다. 단, 고개를 뒤로 젖혔을 때 통증을 느끼면 하지 않는 것이 좋다.

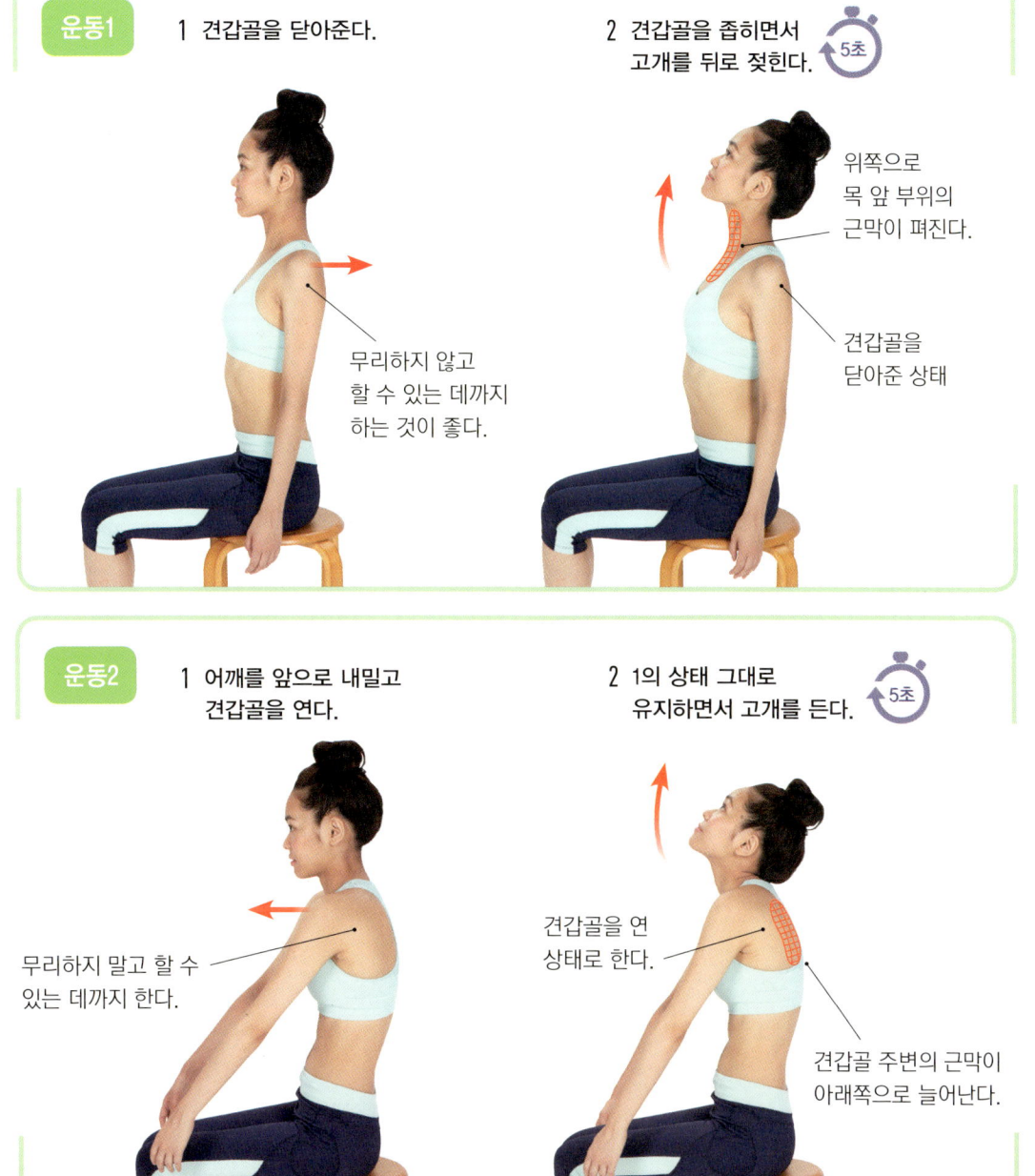

운동1

1 견갑골을 닫아준다.

2 견갑골을 좁히면서 고개를 뒤로 젖힌다. 5초

- 무리하지 않고 할 수 있는 데까지 하는 것이 좋다.
- 위쪽으로 목 앞 부위의 근막이 펴진다.
- 견갑골을 닫아준 상태

운동2

1 어깨를 앞으로 내밀고 견갑골을 연다.

2 1의 상태 그대로 유지하면서 고개를 든다. 5초

- 무리하지 말고 할 수 있는 데까지 한다.
- 견갑골을 연 상태로 한다.
- 견갑골 주변의 근막이 아래쪽으로 늘어난다.

통증유형 3

목 앞쪽이 뭉쳐 있다

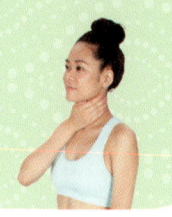

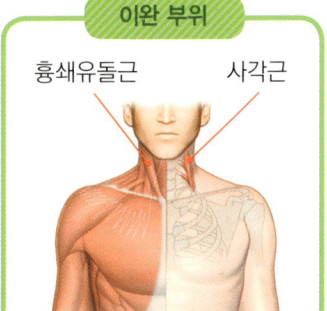

이완 부위
흉쇄유돌근 사각근

고개를 숙이거나 목을 뒤로 돌릴 때 뻐근함을 느끼는 경우에는 흉쇄유돌근·사각근의 근막에 원인이 있을 가능성이 크다. 어깨 결림 해소법 2(p.36)로 풀어준 후에 목 앞의 근막을 이완시켜주면 효과적이다.

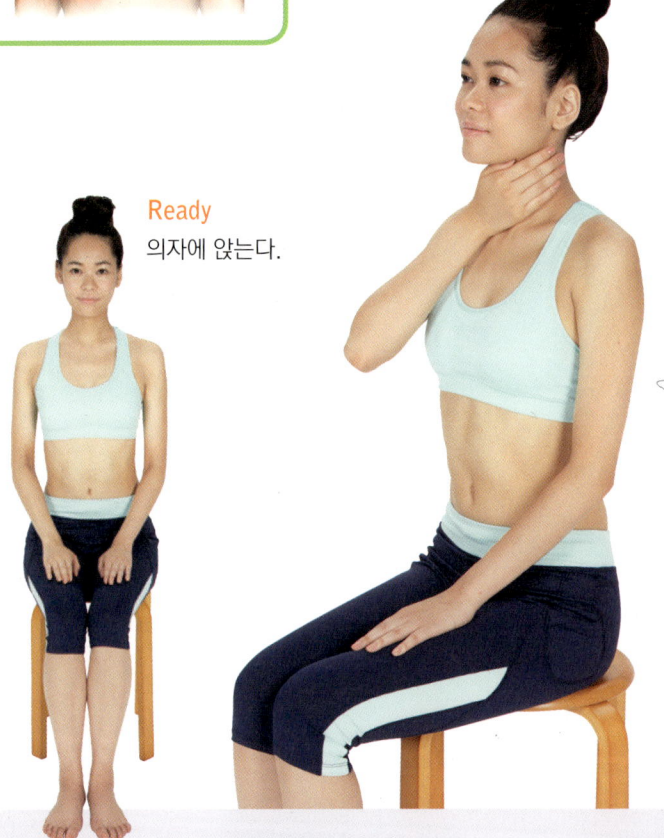

Ready
의자에 앉는다.

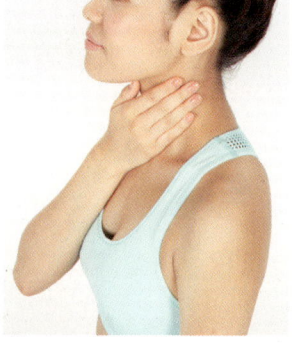

▶ 다른 각도에서 본 모습

손가락 네 개로 목 앞에서 옆쪽까지 밀착시킨다.

1 목 앞에 손을 얹는다.

어깨 결림 Part 2

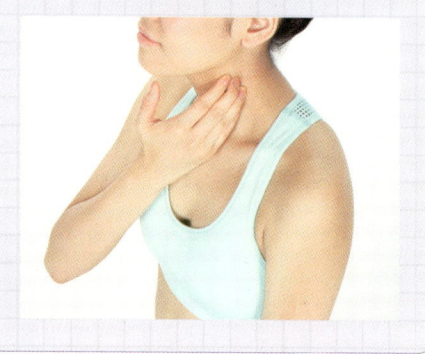

✕ No Good

목을 압박하지 않는다

목에는 중요한 혈관과 신경, 근막이 있어서 너무 강하게 만지면 손상이 갈 수 있다. 따라서 손가락은 목을 감싸듯이 대며 이때 손가락을 세우지 않도록 주의한다.

두 곳(화살표 라인)을 밀어준다.

손에 힘을 주지 않는다. 팔이나 팔꿈치를 이용해서 피부를 밀어준다.

2 검지와 중지, 약지, 새끼손가락을 이용해서 목의 옆 부분을 앞뒤로 또 사선으로 반복해서 밀어준다.

3 반대쪽도 똑같이 해준다.

47

통증유형 4
뒷목이 뻐근하다

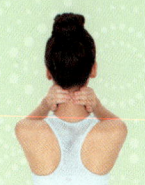

이완 부위

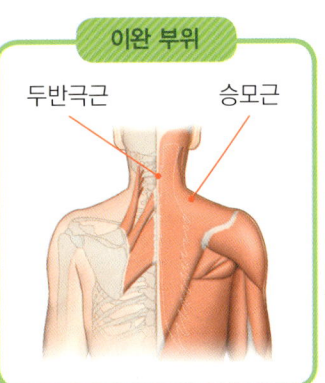

두반극근　승모근

목 뒤의 근막이 뭉쳐서 고통스러울 때는 목 뒤쪽 승모근과 두반극근의 근막을 이완시킨다. 어깨 결림 해소법 3(p.38)으로 풀어 준 후에 이완시키는 것이 좋다.

목 뿌리 윗부분에 손을 얹는다.

등뼈에 닿지 않게 한다.

Ready
의자에 앉는다.

▶ **다른 각도에서 본 모습**

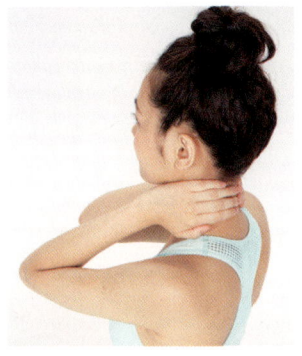

얼굴은 정면을 보며, 위나 아래쪽을 보지 않도록 한다.

1 목 뒤에 두 손을 얹는다.

어깨 결림 **Part 2**

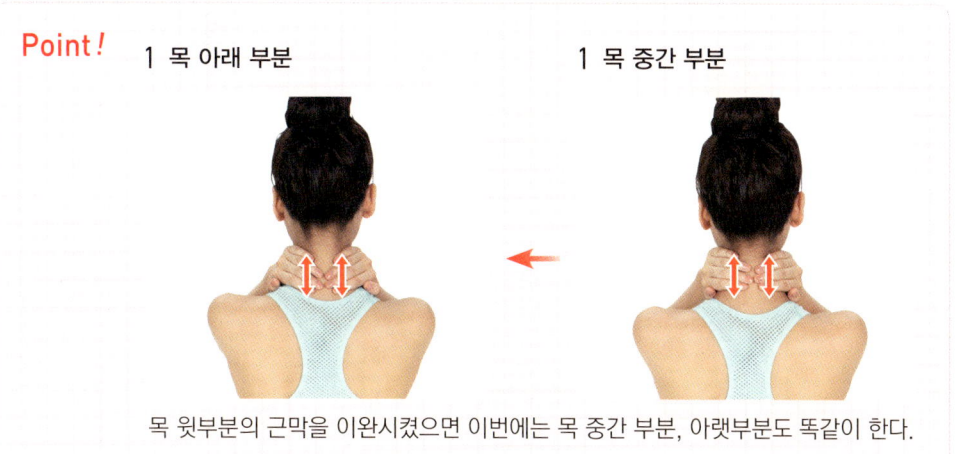

Point！　1 목 아래 부분　　　1 목 중간 부분

목 윗부분의 근막을 이완시켰으면 이번에는 목 중간 부분, 아랫부분도 똑같이 한다.

네 개의 손가락을 목에
밀착시켜 팔 전체를
이용해서 피부를 밀어준다.

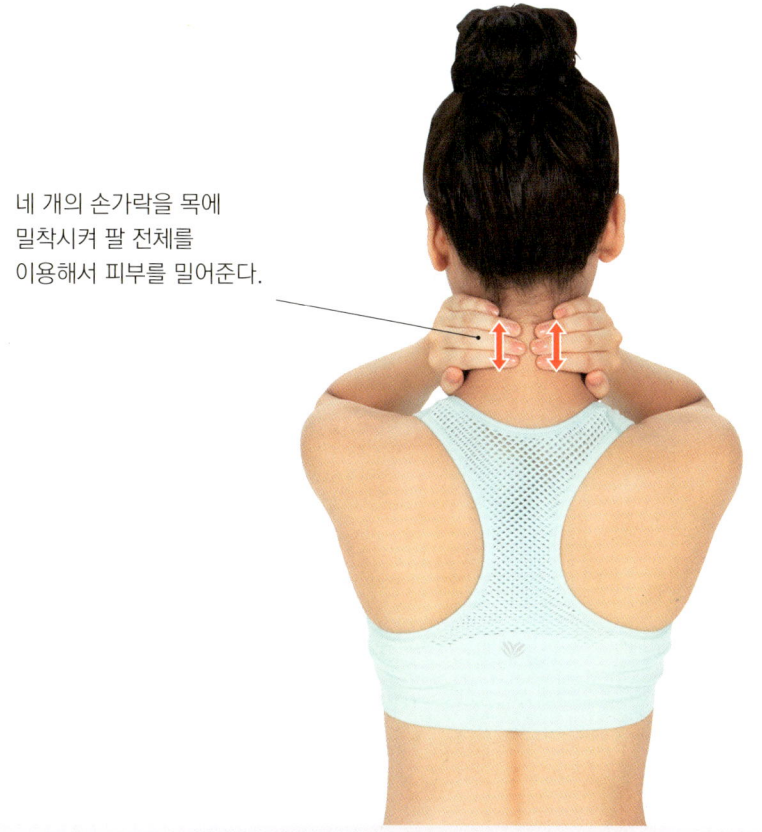

2 피부를 아래위로 반복해서 밀어준다.

견갑골 안쪽이 아프다

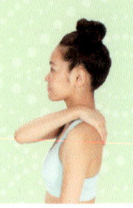

이완 부위

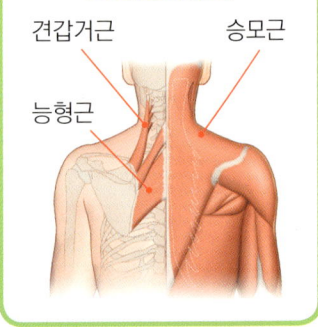

견갑거근 승모근
능형근

견갑골 안쪽의 통증은 몇 겹의 층을 이루고 있는 근막이 유착을 일으켰다는 신호로 볼 수 있다. 따라서 승모근과 물건을 앞으로 끌어당길 때 사용하는 능형근, 견갑거근의 근막을 이완시켜준다. 어깨 결림 해소법 4(p.40)의 방법으로 풀어준 후에 하면 효과적이다.

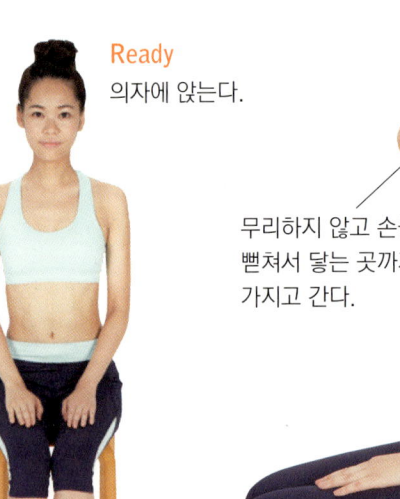

Ready
의자에 앉는다.

뭉친 부위에 손을 댄다.

무리하지 않고 손을 뻗쳐서 닿는 곳까지 가지고 간다.

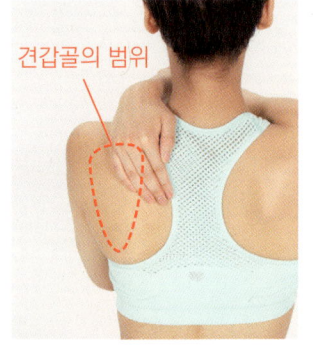

▶ 다른 각도에서 본 모습

견갑골의 범위

손을 몸에 밀착시켜 힘을 빼고 살짝 갖다 댄다.

1 손을 어깨 뒤쪽으로 가지고 간다.

어깨 결림 **Part 2**

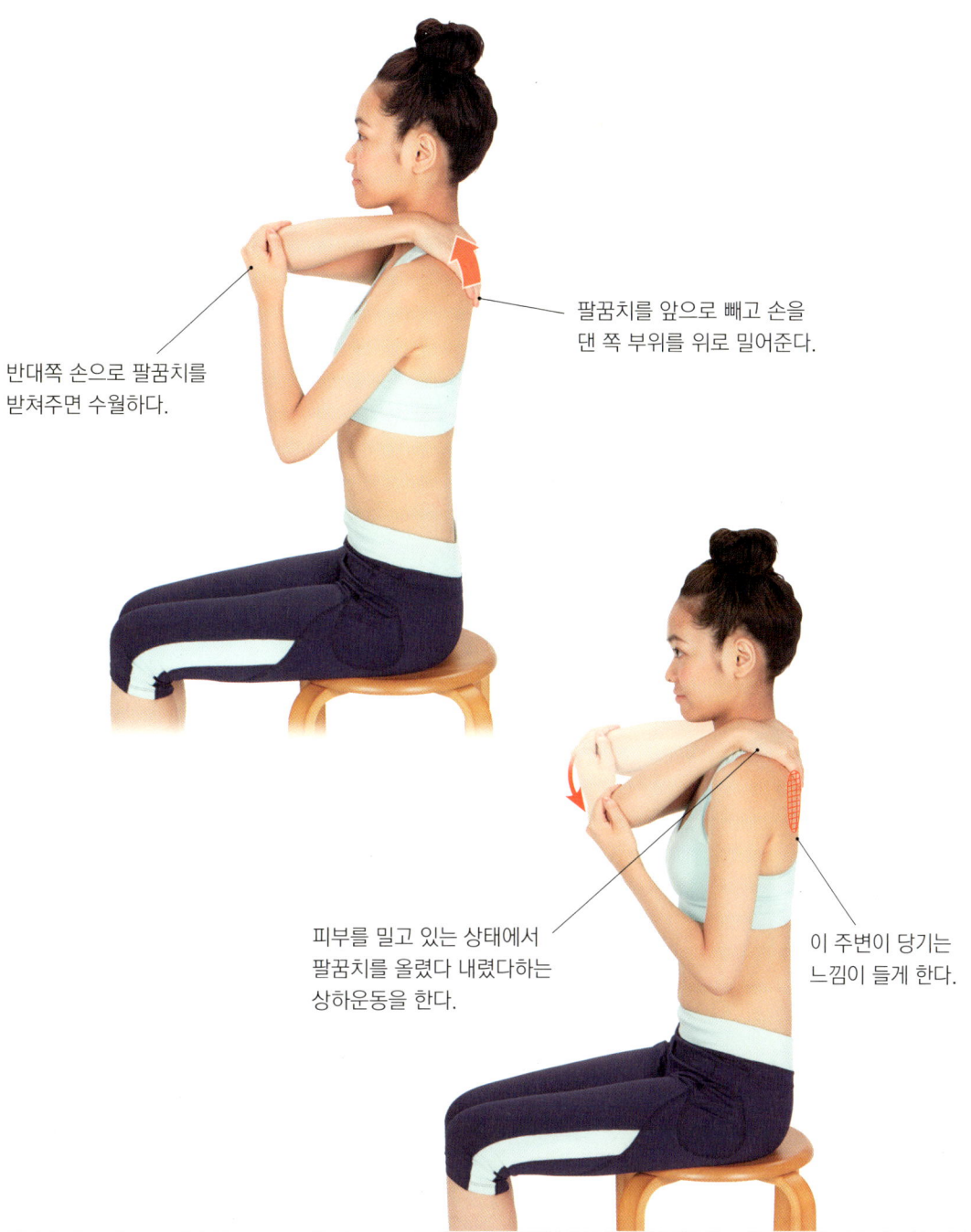

반대쪽 손으로 팔꿈치를 받쳐주면 수월하다.

팔꿈치를 앞으로 빼고 손을 댄 쪽 부위를 위로 밀어준다.

피부를 밀고 있는 상태에서 팔꿈치를 올렸다 내렸다하는 상하운동을 한다.

이 주변이 당기는 느낌이 들게 한다.

2 손을 어깨 뒤쪽에 댄 상태에서 팔꿈치를 앞으로 쭉 내민다.

3 2의 상태에서 팔꿈치를 내리고 다시 원 위치로 돌아온다. 5회 반복한다.

4 반대쪽도 똑같이 해준다.

통증유형 6

견갑골 주변이 뭉쳐 있다

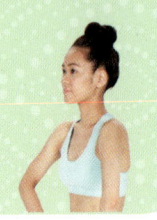

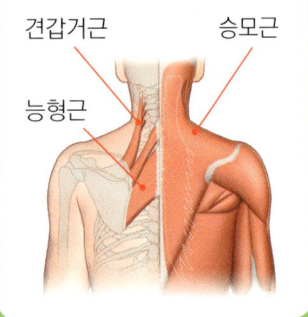

이완 부위
견갑거근, 승모근, 능형근

견갑골 주변이 뭉쳤다고 느껴지면 견갑골을 움직여서 견갑골과 전흉부(前胸部) 주변 근막을 이완시킨다. 어깨 결림 해소법 4(p.40)의 방법으로 풀어준 후에 이완시켜주면 효과적이다.

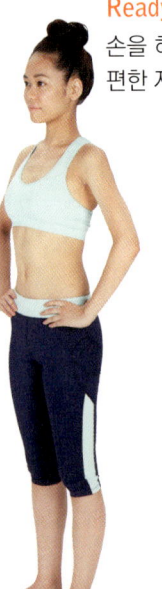

Ready
손을 허리에 대고 편한 자세로 선다.

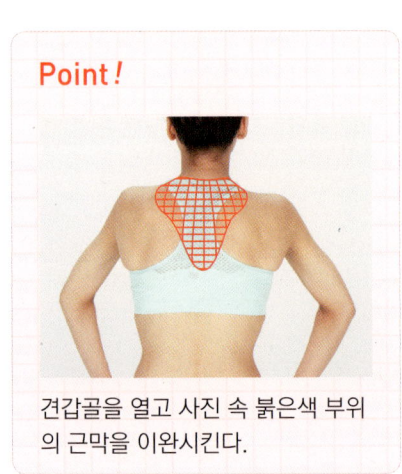

Point!

견갑골을 열고 사진 속 붉은색 부위의 근막을 이완시킨다.

1 팔꿈치를 앞으로 내밀어 견갑골을 연다.

5초

어깨 결림 **Part 2**

Point!

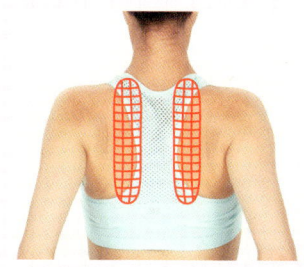

견갑골을 닫고 전흉부에 이어 견갑골을 조여서 사진의 붉은색 부위의 근막도 이완시킨다.

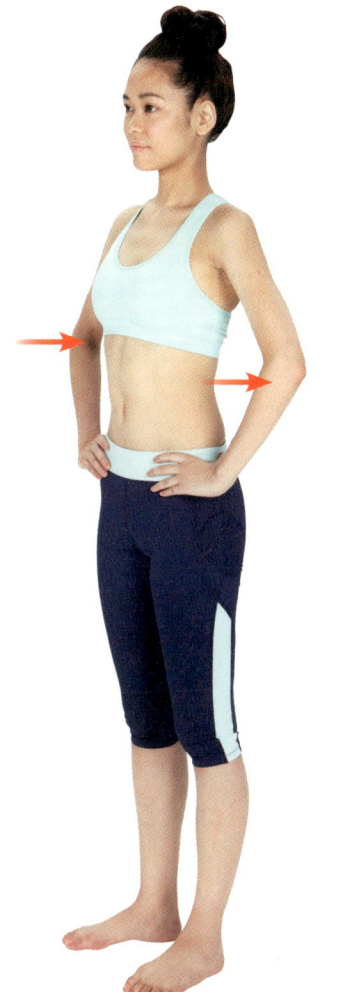

이 주변이 당기는 느낌이 들도록 한다.

2 준비자세로 돌아온다.

3 가슴을 내밀고 팔꿈치를 뒤로 빼서 견갑골을 조인다.

4 다시 준비자세로 돌아온다. 3회 반복한다.

53

Column 일상생활 속에서 통증 해소하기 ❶

어깨 결림

어깨 결림은 어느 날 갑자기 생기는 것이 아니며 거기에는 반드시 원인이 있다. 특히 근막 유착에 의한 어깨 결림의 경우는 일상의 나쁜 습관에 원인이 있는 경우가 대부분이다.

예를 들면, 숄더백을 항상 한쪽 어깨에만 멘다거나 구부정한 자세로 컴퓨터 작업을 한다거나 소파에 기댄 채 휴식을 취한다거나 하는 것 등이 대표적인 예다.

무의식중에 이러한 동작들을 반복하고 있는 사람들이 적지 않다. 이러한 동작들이 목에서 등에 이르기까지 근피로(筋疲勞)를 초래하여 어깨 결림을 악화시킨다.

어깨 결림으로 고통을 받는 사람은 근막 이완과 동시에 자신이 일상에서 하는 동작들을 재점검해볼 필요가 있다. 생활 습관의 개선이 어깨 결림 해소로 이어질 수 있기 때문이다.

- ☑ 장시간 같은 자세로 작업하지 않는다.
- ☑ 한쪽 어깨에만 부담을 주지 않는다.
- ☑ 자기 몸에 맞는 침구를 선택한다.
- ☑ 목·어깨 주변을 차게 하지 않는다.
- ☑ 구두창이 닳은 구두를 신지 않는다.
- ☑ 가급적 스트레스를 쌓아두지 않는다.

Part 3

요통

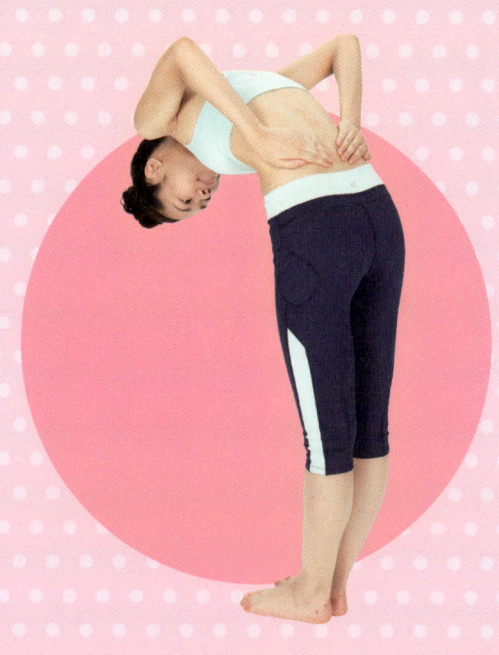

Introduction

요통은
왜 생기는 걸까?

인간의 몸을 옆에서 보면 완만한 S자형 곡선으로 되어 있다. 이러한 구조 덕분에 우리는 서거나 걸을 수 있으며, 또 상체를 굽히거나 비틀 수 있는 것이다.
일상생활에서 빈번하게 사용되는 허리에는 늘 엄청난 부하가 걸리게 마련이다. 게다가 무거운 짐을 들거나 앞으로 숙인 상태로 작업을 하거나 또는 좋은 자세를 유지하려고 무리하게 젖히는 동작을 반복하게 되면 허리 주변의 근막이 유착을 일으켜서 허리에 통증을 불러온다. 때로는 엉덩이나 넓적다리 또는 발끝까지 통증을 느끼는 경우도 있다. 이번 장에서는 요통을 해소하는 방법을 소개하기로 하겠다. 통증을 느낄 때뿐 아니라 요통을 예방하기 위해서 근막 이완을 습관화하면 좋다.

◆ 요통과 관련된 근막 부위

장요근(腸腰筋)

장요근은 몸통의 안정, 고관절의 굴곡과 같은 기능을 담당한다. 일어서기, 바지를 입거나 양말을 신을 때 사용되는 근육이다.

다열근(多裂筋)

다열근은 척추를 지탱하여 안정된 자세를 유지하는 데 기여한다. 인사를 할 때, 인사를 하고 다시 원 위치로 되돌릴 때 사용되는 근육이다.

최장근(最長筋)

최장근은 허리를 좌우로 굽히거나 뒤로 젖힐 때 사용된다.

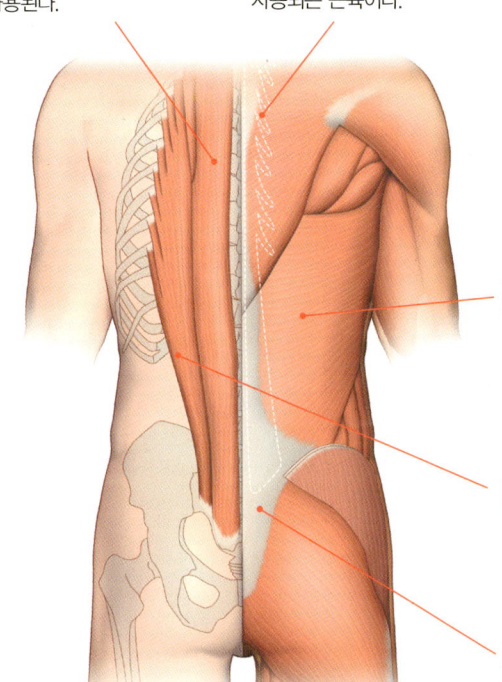

광배근(廣背筋)

광배근은 위팔을 안쪽으로 돌릴 때와 뒤로 돌릴 때, 팔을 몸쪽으로 붙일 때 사용된다.

요장늑근(腰腸肋筋)

자세의 안정과 보행 시에 사용된다.

흉요건막(胸腰腱膜)

몸통을 안정시킨다.

◆ 요통 해소법 1

허리 주변 이완시키기

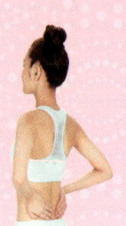

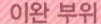
이완 부위

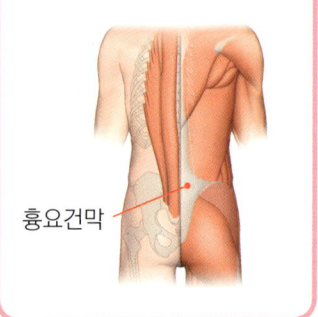
흉요건막

주로 허리를 뒤로 젖힐 때 사용되는 근막이 유착되면 통증이 생긴다. 통증을 해소하기 위해서는 우선 허리 주변 피부에 가까운 근막부터 풀어나간다.

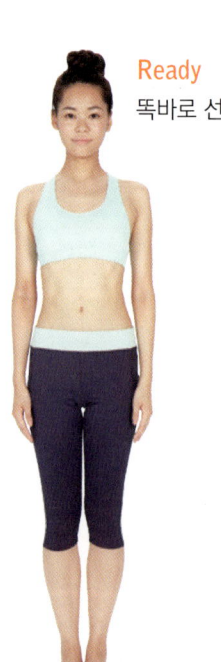
Ready
똑바로 선다.

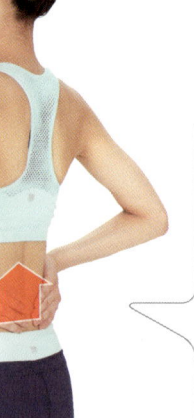

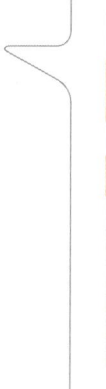

▶ 다른 각도에서 본 모습

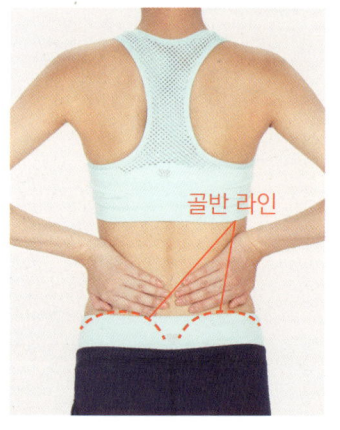
골반 라인

골반 조금 위쪽에 손을 얹는다.

1 골반 위쪽에 손을 얹고 피부를 위로 밀어준다.

요통이 심할 때

골반의 통증이 심할 때는 요통 해소법 1의 방법으로 풀어준 후에 이 운동을 추가로 해주면 좋다.

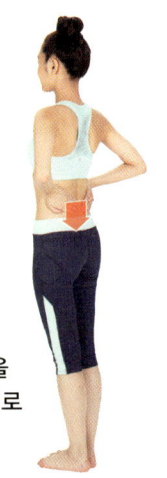

1 골반 위쪽에 손을 얹고 피부를 아래로 밀어준다.

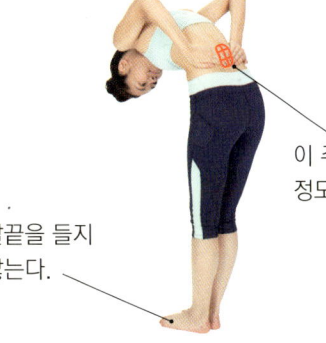

2 1의 상태에서 허리를 천천히 구부린다.

이 주변이 당길 정도로 구부린다.

발끝을 들지 않는다.

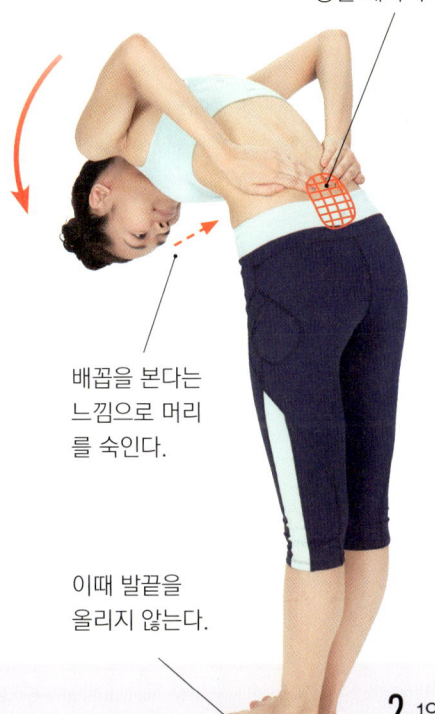

이 주변이 당길 때까지 한다.

배꼽을 본다는 느낌으로 머리를 숙인다.

이때 발끝을 올리지 않는다.

✗ No Good

머리를 숙이지 말 것!
머리를 숙인 채로 허리를 구부리면 흉요건막이 제대로 이완되지 않는다.

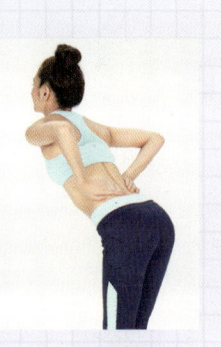

Point !

허리를 앞으로 구부릴 때 허리에 통증이 있으면 조심스럽게 대응한다.

2 1의 상태로 허리를 천천히 구부린다.

◆ 요통 해소법 2

허리에서 하반신에 걸쳐 이완시키기

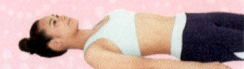

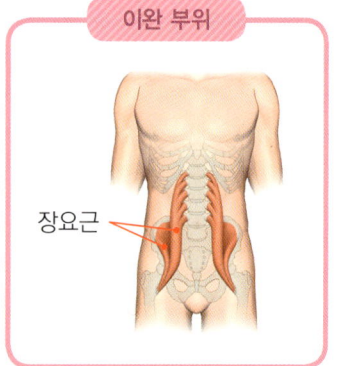

이완 부위

장요근

몸통의 안정과 걷고 뛸 때 사용되는 장요근의 근막이 유착되면 허리에서 고관절, 때로는 앞쪽 넓적다리에 걸쳐서 통증이 발생한다. 장요근의 근막을 이완시켜서 통증을 해소한다.

Ready
바닥에 등을 대고 눕는다.

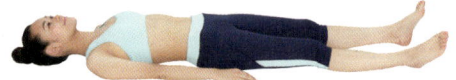

Point!
침대처럼 푹신한 곳에서는 하지 않는다. 허리가 밑으로 꺼져서 장요근의 근막을 제대로 이완시킬 수 없기 때문이다.

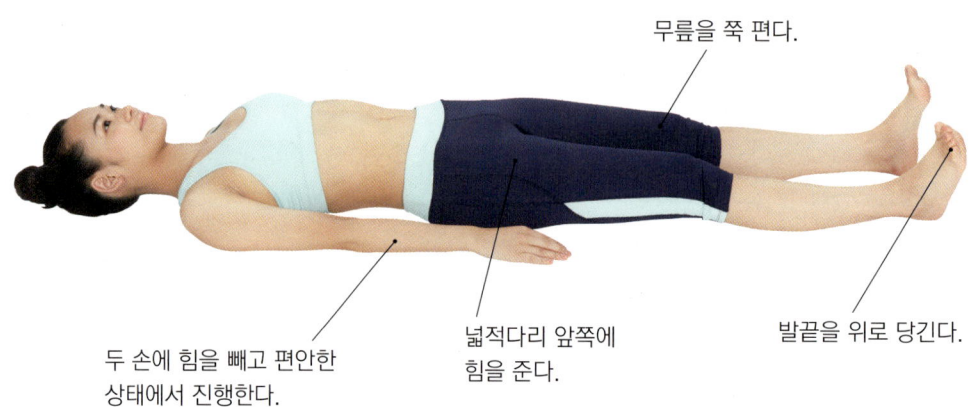

무릎을 쭉 편다.

두 손에 힘을 빼고 편안한 상태에서 진행한다.

넓적다리 앞쪽에 힘을 준다.

발끝을 위로 당긴다.

1 위를 보고 누워 무릎을 쭉 펴고 발끝을 당긴다.

요통 part 3

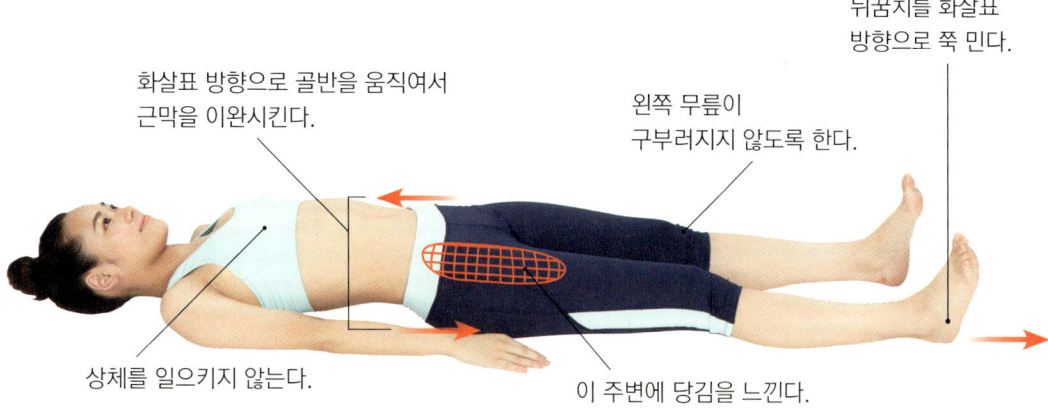

화살표 방향으로 골반을 움직여서 근막을 이완시킨다.

왼쪽 무릎이 구부러지지 않도록 한다.

뒤꿈치를 화살표 방향으로 쭉 민다.

상체를 일으키지 않는다.

이 주변에 당김을 느낀다.

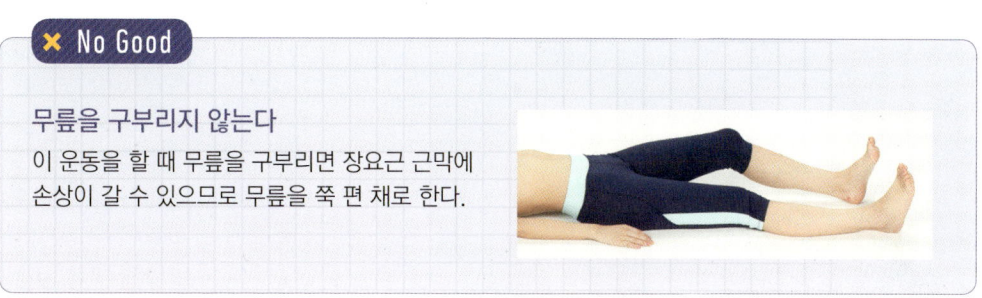

✕ No Good

무릎을 구부리지 않는다
이 운동을 할 때 무릎을 구부리면 장요근 근막에 손상이 갈 수 있으므로 무릎을 쭉 편 채로 한다.

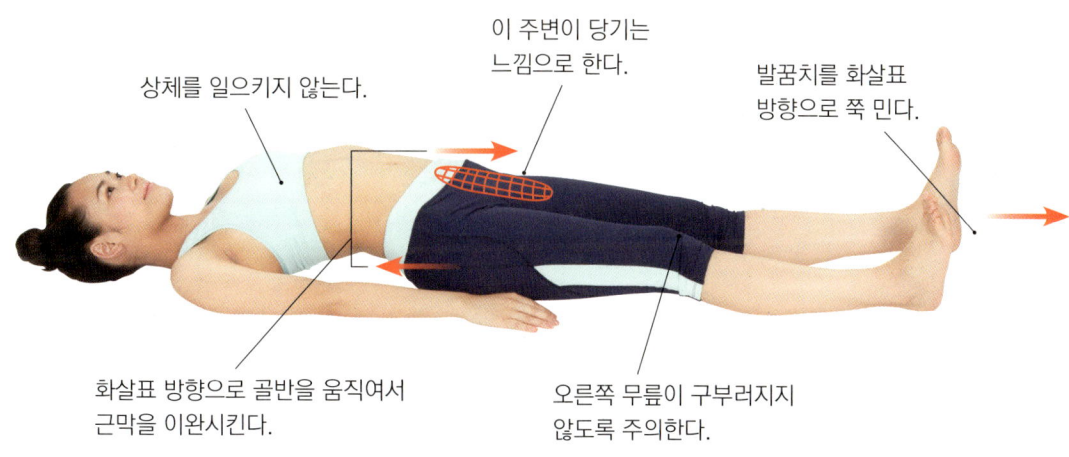

상체를 일으키지 않는다.

이 주변이 당기는 느낌으로 한다.

발꿈치를 화살표 방향으로 쭉 민다.

화살표 방향으로 골반을 움직여서 근막을 이완시킨다.

오른쪽 무릎이 구부러지지 않도록 주의한다.

2 오른쪽 뒤꿈치를 밑으로 쭉 민다.

3 준비자세로 돌아온다. 이번에는 왼쪽 뒤꿈치를 쭉 민다.

4 좌우 교대로 10회씩 실시한다.

◆ 요통 해소법 3

허리 뒤쪽 풀어주기

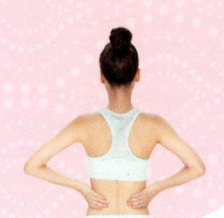

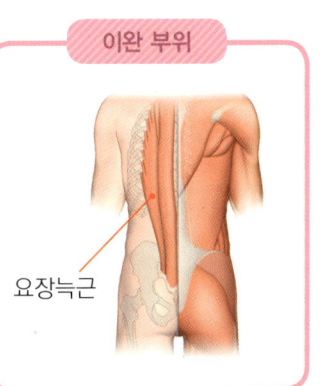

이완 부위

요장늑근

허리 뒤쪽에 위치한 요장늑근이 유착되면 몸을 뒤로 젖혔을 때 통증을 느끼게 된다. 유착된 요장늑근의 근막을 제대로 이완시켜줄 필요가 있다.

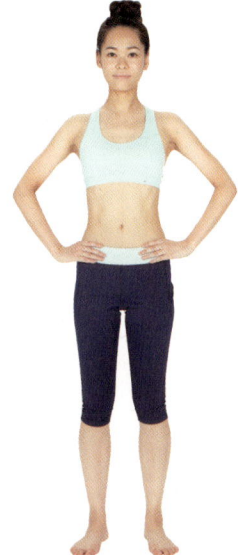

Ready
똑바로 선다.

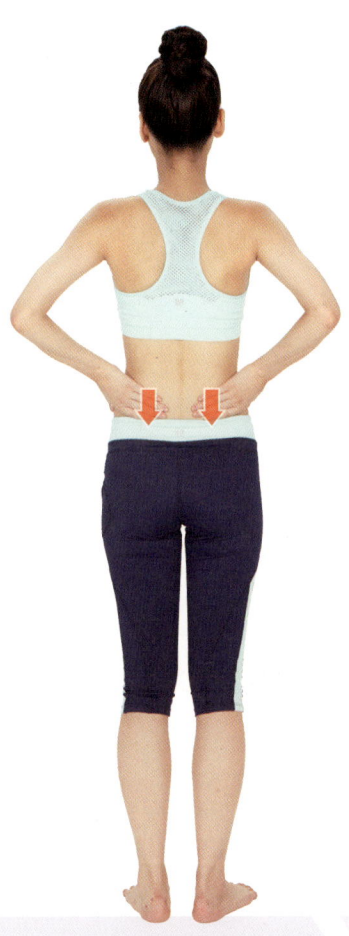

등뼈 라인

1 등뼈에서 좌우로 각각 주먹의 반만큼 바깥쪽에 손을 댄다.

2 피부를 아래로 밀어준다.

요통　part 3

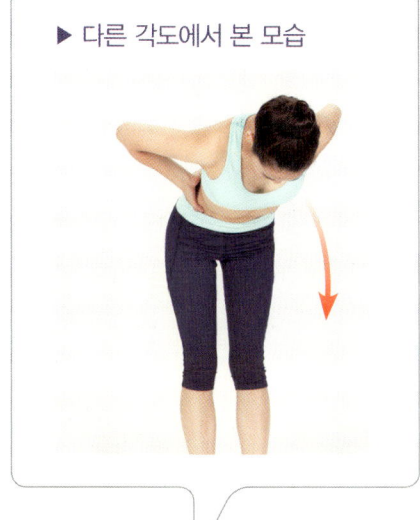

▶ 다른 각도에서 본 모습

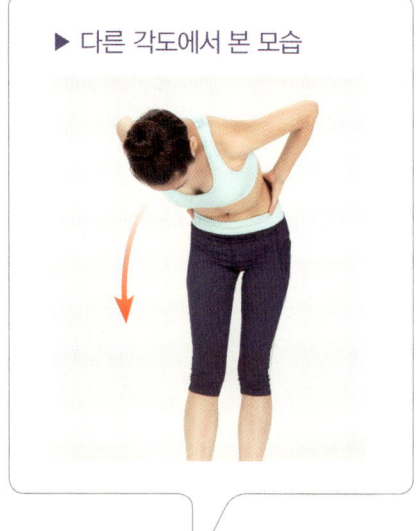

▶ 다른 각도에서 본 모습

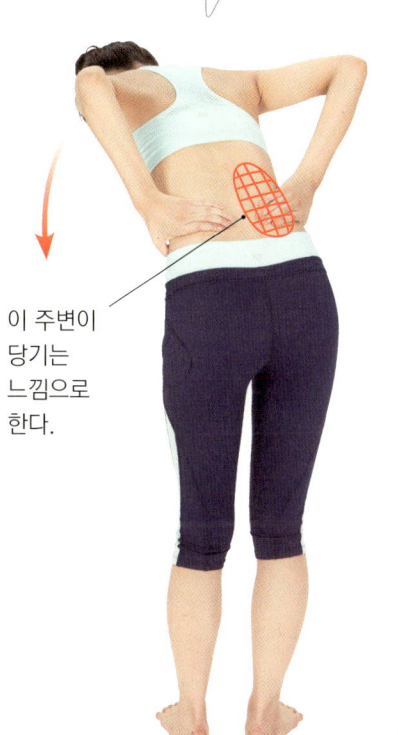

이 주변이 당기는 느낌으로 한다.

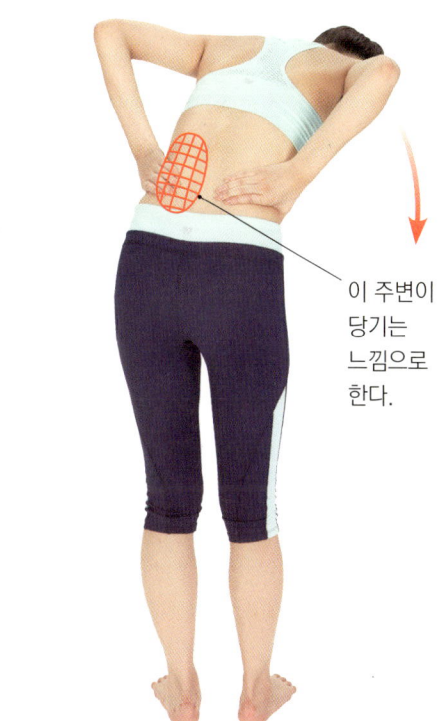

이 주변이 당기는 느낌으로 한다.

3 2의 상태로 몸을 왼쪽 앞으로 비스듬히 구부린다.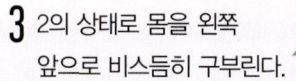

4 준비자세로 돌아온다. 이번에는 2의 상태로 몸을 오른쪽 앞으로 비스듬히 구부린다.

63

상체를 뒤로 젖히면 아프다

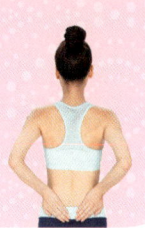

이완 부위

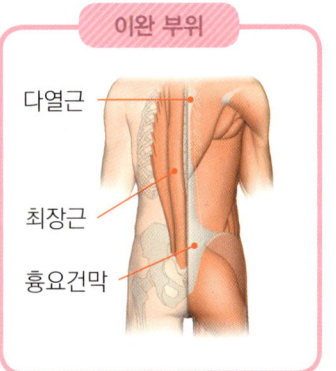

- 다열근
- 최장근
- 흉요건막

상체를 뒤로 젖히는 동작을 반복하면 흉요건막과 다열근, 최장근 등의 근막이 유착을 일으켜서 허리 중심부에서 선골(仙骨) 주변에 걸쳐서 통증을 느끼게 된다. 요통 해소법 1(p.58)로 풀어준 후에 통증의 원인이 되는 근막을 이완시키는 것이 좋다.

Ready
똑바로 선다.

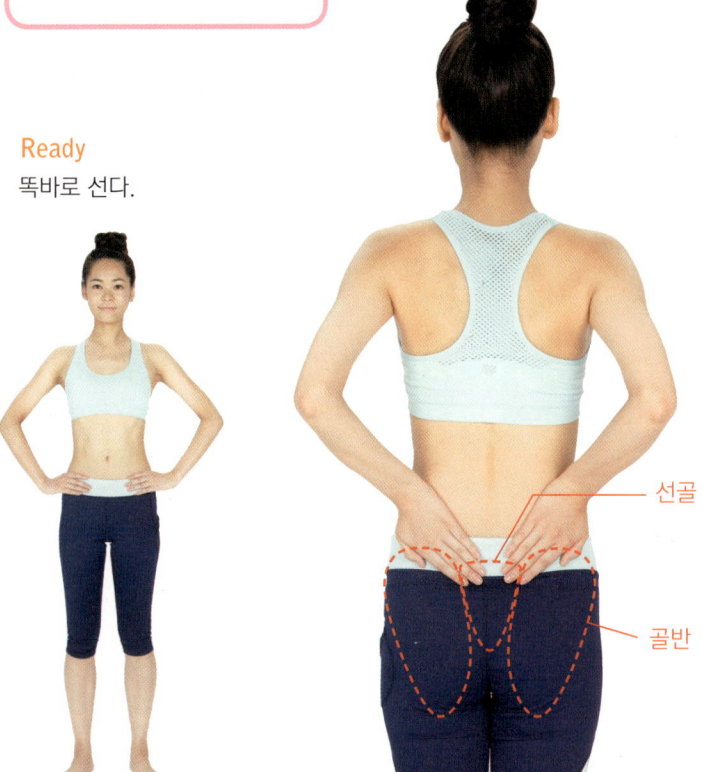

- 선골
- 골반

× No Good

앞으로 구부리지 않는다!
앞으로 구부리면 근막이 당겨서 피부를 밀기가 어려워진다

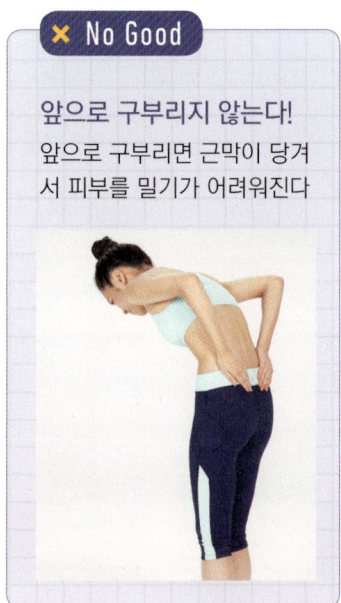

1 선골 위쪽에 손을 얹는다.

요통 part 3

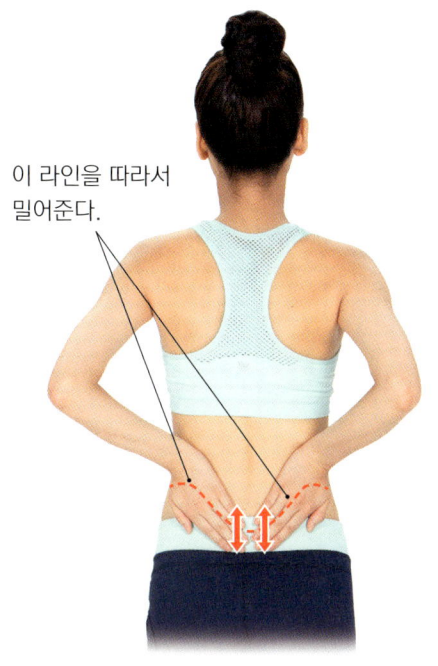

이 라인을 따라서 밀어준다.

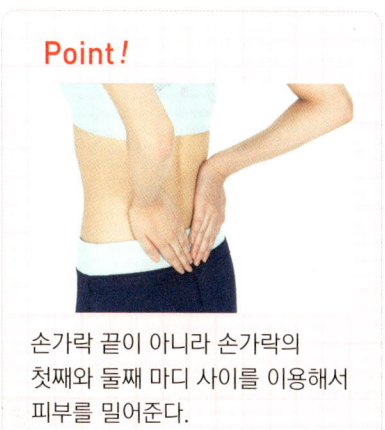

Point!

손가락 끝이 아니라 손가락의 첫째와 둘째 마디 사이를 이용해서 피부를 밀어준다.

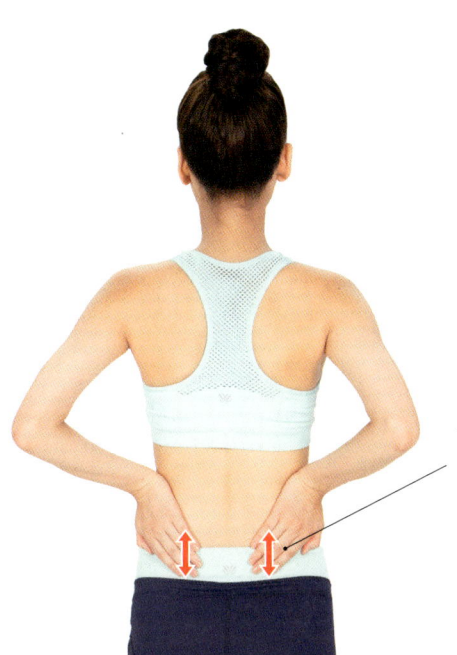

이완 부위를 서서히 이동시킨다.

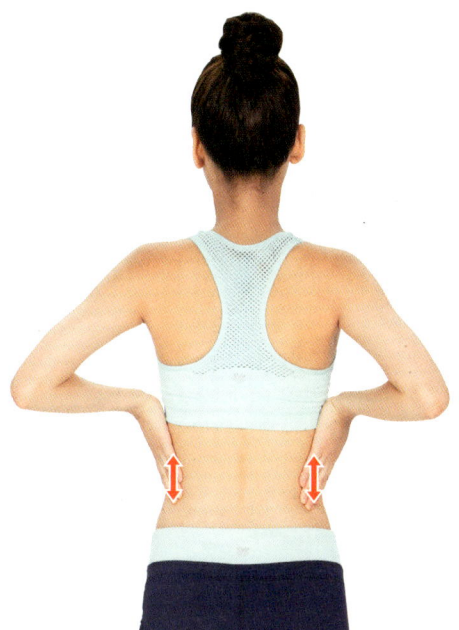

2 피부를 아래위로 조금씩 밀어준다.

3 2보다 조금 바깥쪽에 손을 대고 피부를 아래위로 조금씩 밀어준다.

4 옆구리 주변까지 한다.

통증유형 2

몸을 뒤로 젖히면 허리 바깥쪽이 아프다

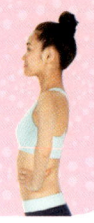

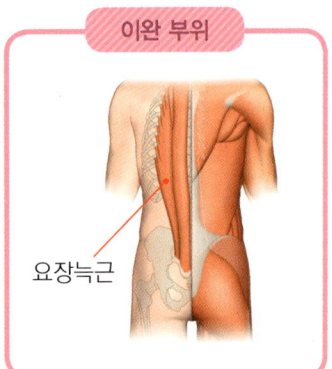

이완 부위

요장늑근

몸을 뒤로 젖혔을 때 허리 바깥쪽에 통증을 느끼는 경우, 등뼈 바깥쪽에 위치한 요장늑근(腰腸肋筋 허리엉덩이갈비근)의 근막을 이완시켜준다. 요통 해소법 2(p.60) 동작으로 풀어준 후에 하면 효과적이다.

Ready
똑바로 선다.

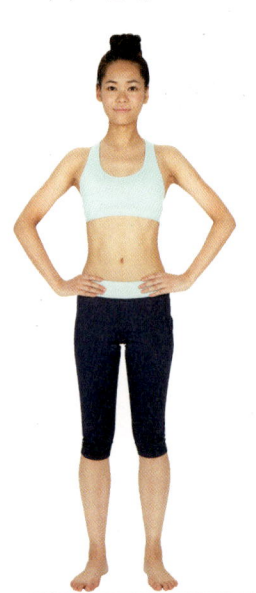

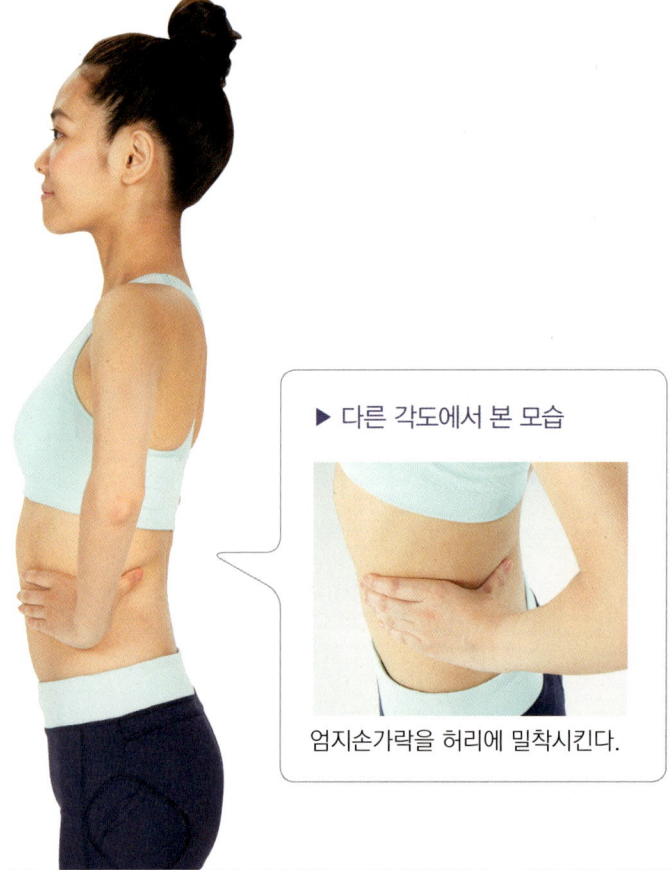

▶ 다른 각도에서 본 모습

엄지손가락을 허리에 밀착시킨다.

1 허리 옆에 손을 얹는다.

요통 part 3

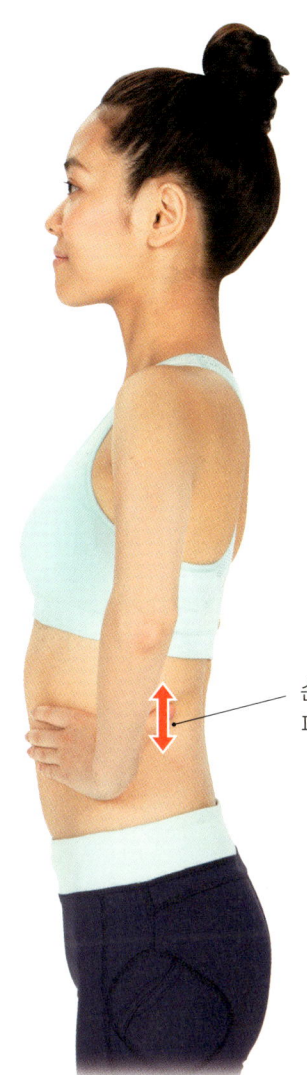

Point!

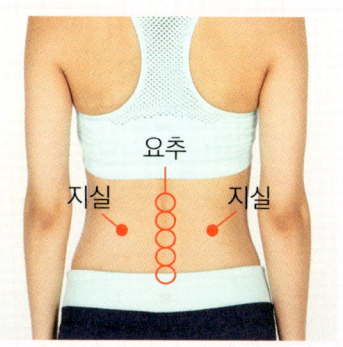

요추
지실   지실

혈자리를 기준으로 한다

허리 바깥쪽에는 '지실(志室)'이라는 혈자리가 있다(제2, 제3 요추 사이). 허리 약간 바깥쪽 피부를 아래위로 밀 때 엄지손가락을 댄 채 지실에서 골반을 향해서 몇몇 군데의 피부를 밀어준다.

손은 갖다 대기만 하고 팔 전체를 이용해서 피부를 밀어준다.

Point!

상체를 갑자기 젖히면 요장늑근이 당겨져서 근막을 효과적으로 이완시킬 수 없다. 힘을 뺀 채로 조금씩 상체를 뒤로 젖힌다.

2 피부를 아래위로 반복해서 밀어준다.

몸을 앞으로 숙이면 아프다

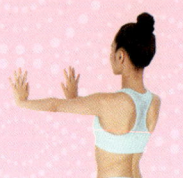

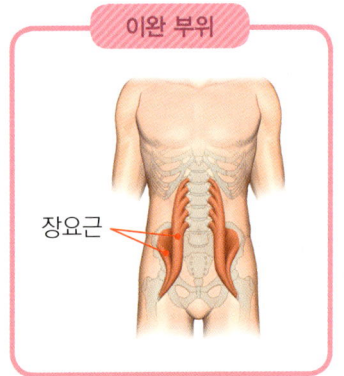

이완 부위

장요근

장요근을 덮고 있는 근막의 유착으로 인해 통증이 생기기 때문에 장요근 주변의 근막을 이완시켜준다. 요통 해소법 2(p.60) 동작을 실행하기 힘든 장소에서는 이 운동으로 대신하면 좋다.

Ready
선 채로 벽에 손을 댄다.

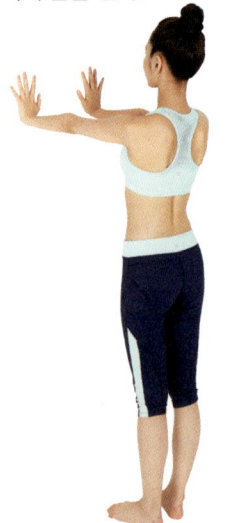

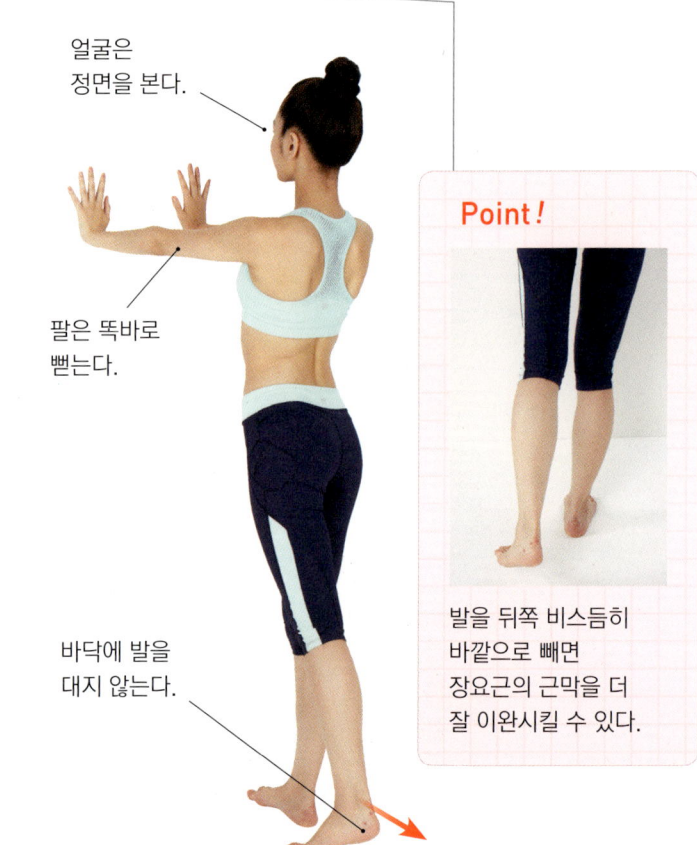

얼굴은 정면을 본다.

팔은 똑바로 뻗는다.

바닥에 발을 대지 않는다.

Point!

발을 뒤쪽 비스듬히 바깥으로 빼면 장요근의 근막을 더 잘 이완시킬 수 있다.

1 두 손을 벽에 대고 왼발을 사선 뒤로 뺀다.

요통 part 3

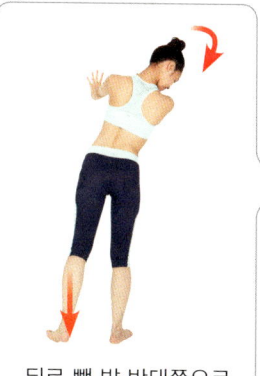

▶ 다른 각도에서 본 모습

뒤로 뺀 발 반대쪽으로 몸을 기울인다.

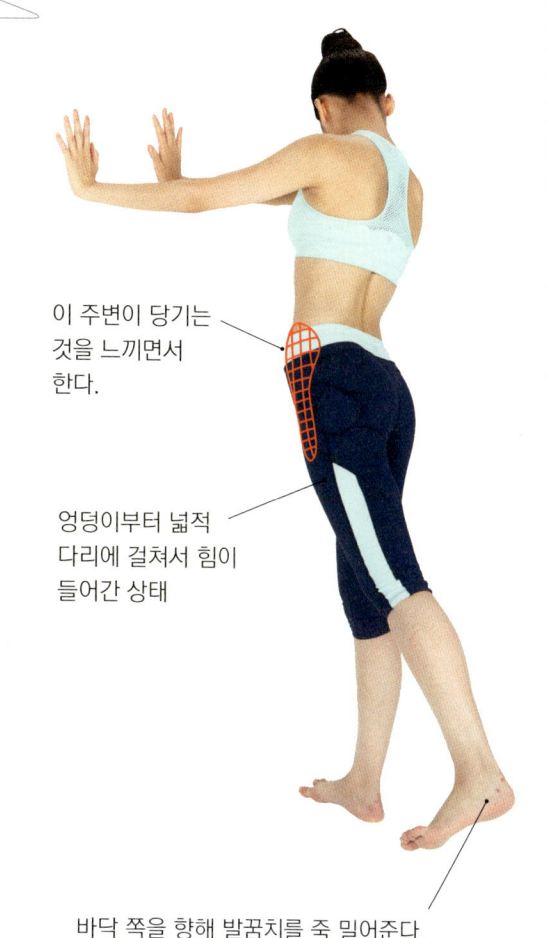

이 주변이 당기는 것을 느끼면서 한다.

엉덩이부터 넓적다리에 걸쳐서 힘이 들어간 상태

바닥 쪽을 향해 발꿈치를 죽 밀어준다. 이때 발끝은 들어준다. 다른 각도에서 본 모습 뒤로 뺀 발 반대쪽으로 몸을 기울인다.

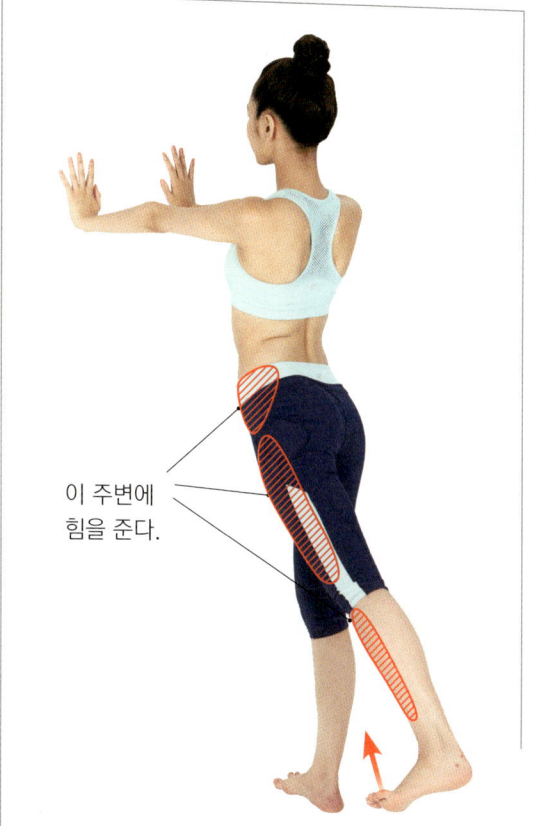

이 주변에 힘을 준다.

2 뒤로 뻗은 왼쪽 뒤꿈치를 들고 엉덩이에서 넓적다리에 걸쳐서 힘을 준다.

3 2의 상태로 왼쪽 뒤꿈치를 뒤로 빼면서 동시에 몸을 조금 오른쪽으로 천천히 기울인다.

4 반대쪽도 똑같이 한다.

골반과 허리 사이가 아프다

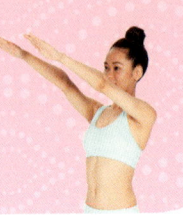

이완 부위

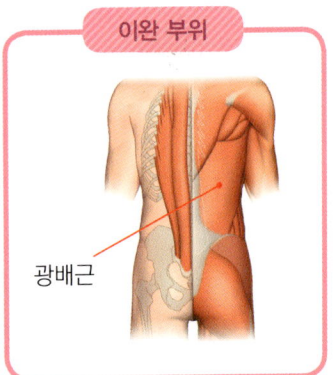

광배근

등과 허리, 골반에서 뻗어 있는 광배근의 근막이 유착을 일으켜서 통증을 유발하기 때문에 골반부터 등에 걸쳐서 근막을 이완시켜준다. 요통 해소법 1·3(p.58·62)으로 풀어준 후에 이완시켜주면 훨씬 효과가 크다.

Ready
똑바로 선다.

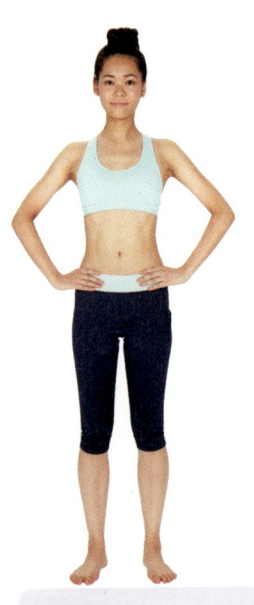

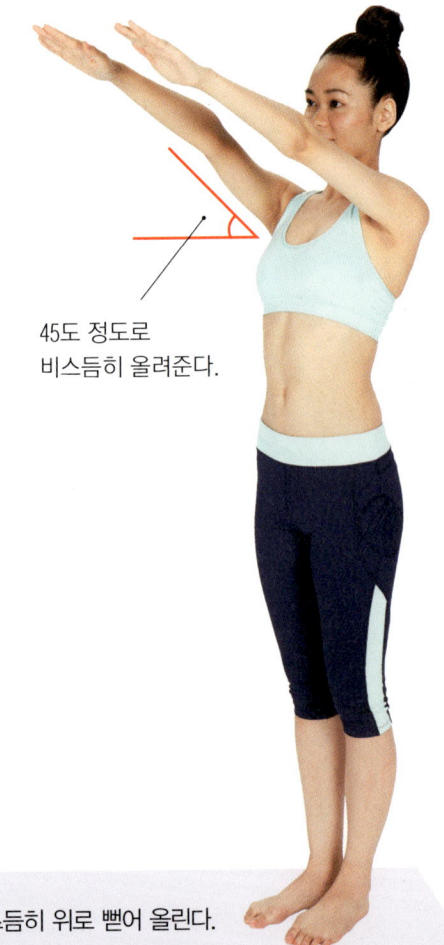

45도 정도로 비스듬히 올려준다.

1 두 손을 비스듬히 위로 뻗어 올린다.

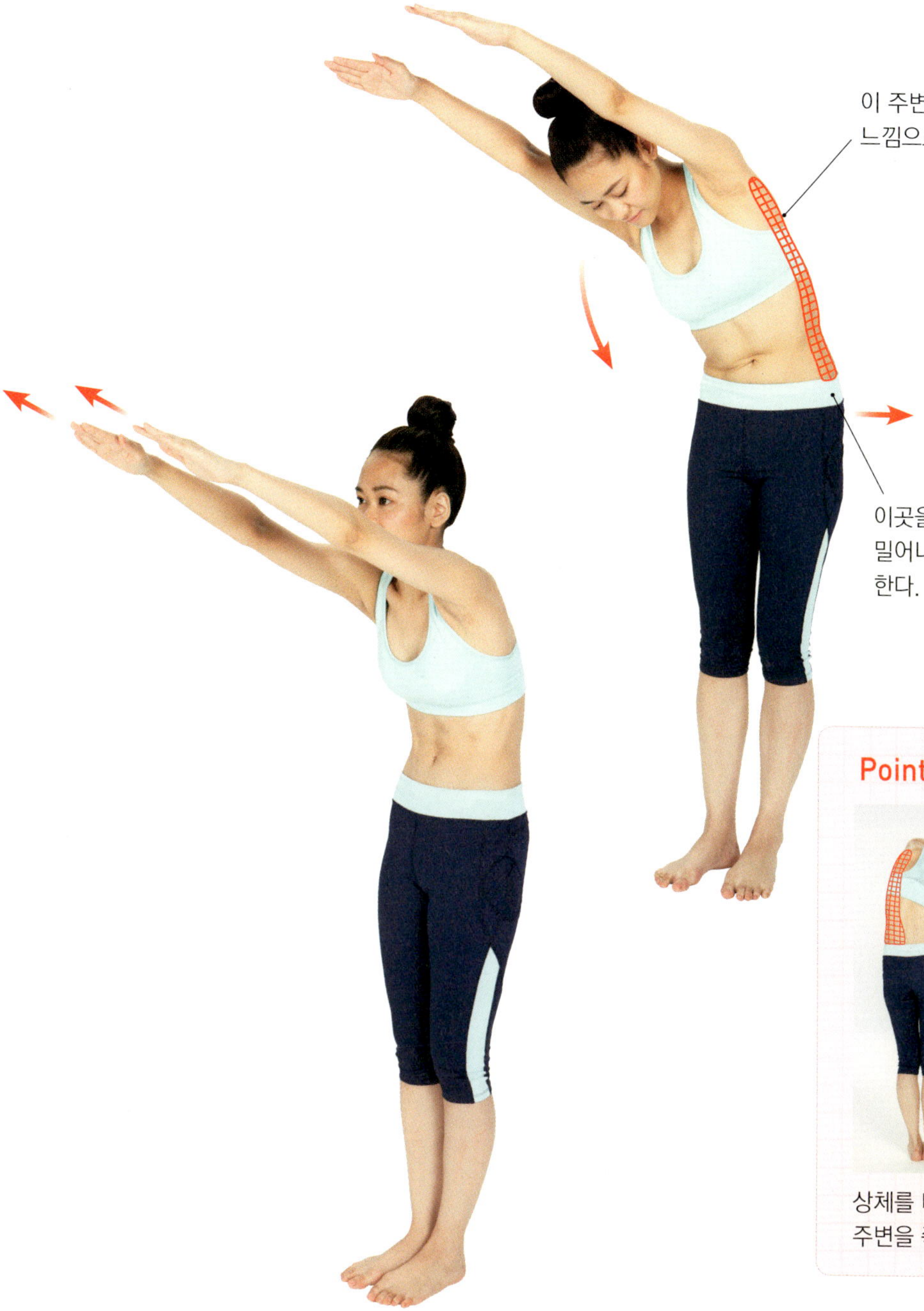

요통 part 3

이 주변이 당기는 느낌으로 한다.

이곳을 바깥으로 밀어내는 느낌으로 한다.

Point!

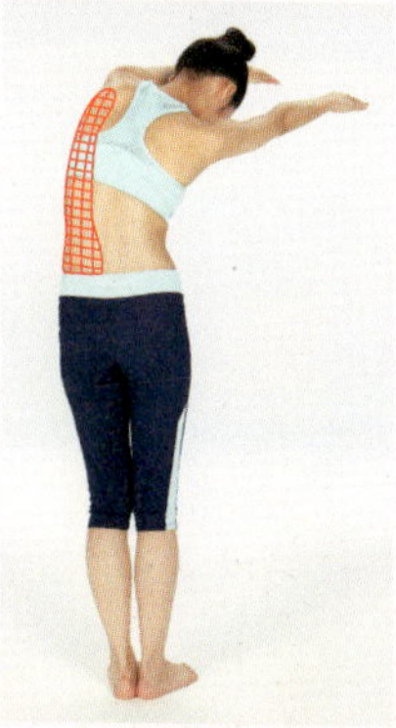

상체를 비틀 때 광배근 주변을 쭉 펴준다.

2 두 손을 앞으로 쭉 뻗어준다.

3 2의 상태로 몸을 비스듬히 오른쪽으로 천천히 기울인다.

4 천천히 준비자세로 돌아온다. 반대쪽도 똑같이 한다.

통증유형 5

고개를 숙이면 허리 중심부가 아프다

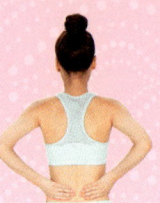

이완 부위

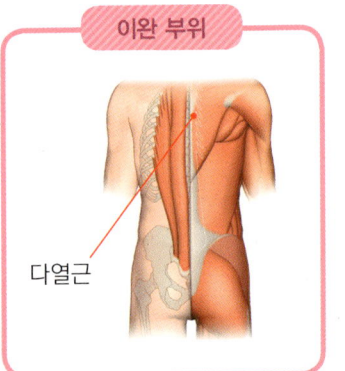

다열근

등뼈에서 선골 주변에 걸쳐서 통증을 느끼는 경우는 다열근의 근막이 유착을 일으켰다는 증거이기 때문에 이 부분을 이완시켜서 통증을 해소한다. 요통 해소법 1(p.58)의 방법으로 풀어준 후에 이완시켜주면 더욱 효과적이다.

Ready
똑바로 선다.

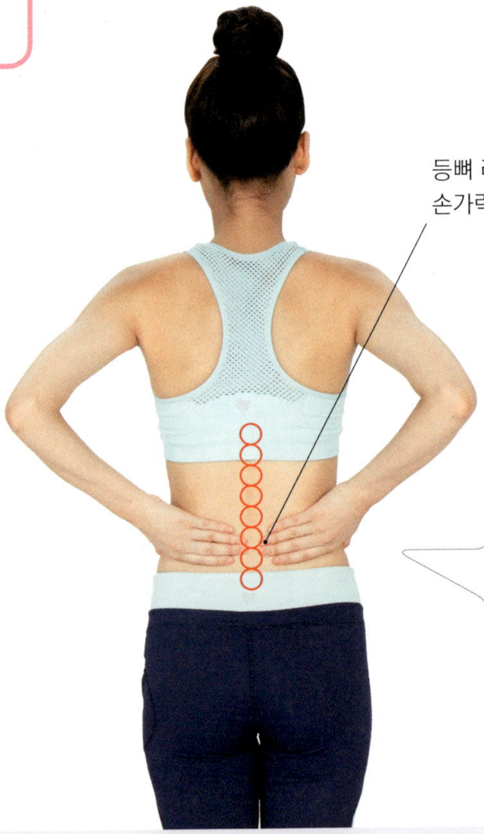

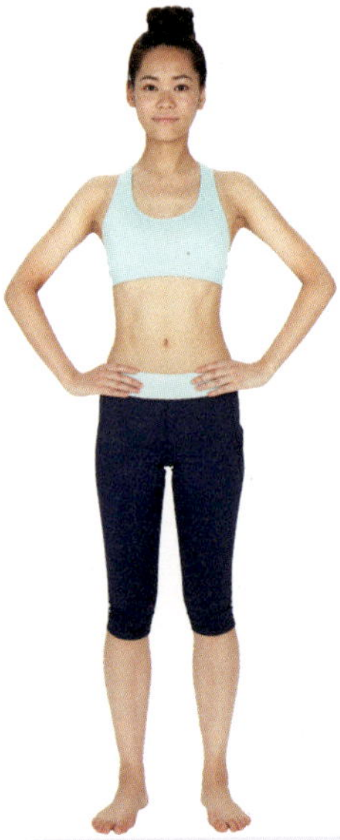

등뼈 라인 근처에 둘째와 넷째 손가락이 오도록 손을 댄다.

▶ 다른 각도에서 본 모습

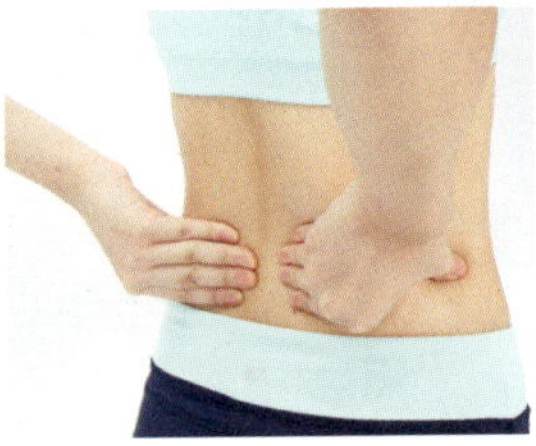

셋째와 넷째 손가락을 허리에 밀착시킨다.

1 허리에 손을 댄다.

요통 part 3

✕ No Good

상체를 앞으로 숙이지 않는다
상체를 앞으로 숙이면 근막이 당겨서 이완이 잘 안 될 수 있다.

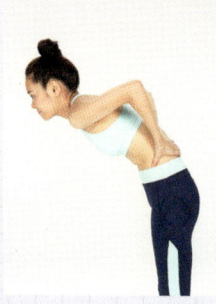

상체를 뒤로 젖히지 않는다
상체를 뒤로 젖히면 힘이 들어가게 되어 근막을 잘 이완시킬 수 없다.

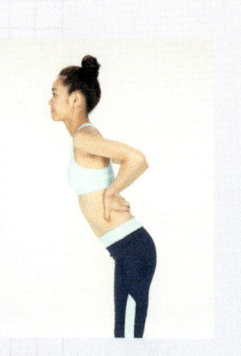

셋째, 넷째 손가락을 이용해서 피부를 밀어준다. 다른 손가락은 살짝 갖다 대기만 한다.

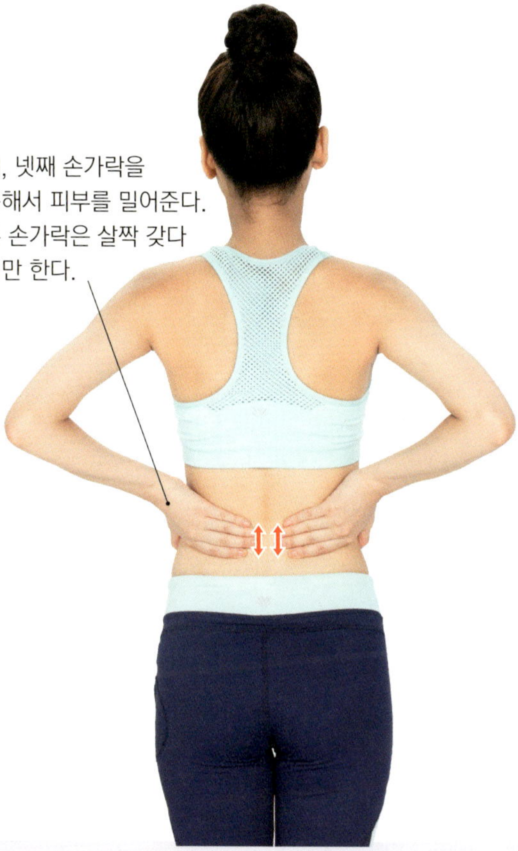

손이 닿는 곳까지 한다.

2 피부를 아래위로 반복해서 밀어준다.

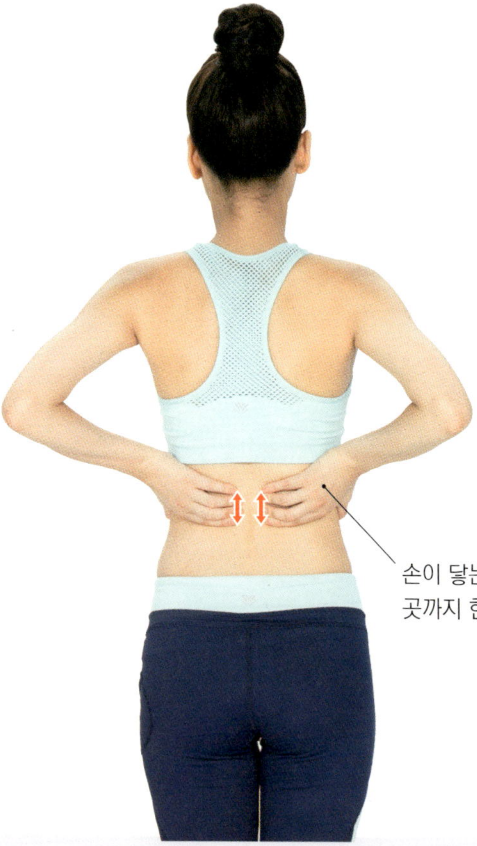

3 이완시키는 부위를 조금씩 위로 이동한다.

Column 일상생활 속에서 통증 해소하기 ❷

요통(腰痛)

요통을 일으키는 원인에는 여러 가지가 있다. 책상에 앉아서 일을 하는 사무직이나 자동차 운전 등으로 오랫동안 등을 세우고 일하는 경우, 소파처럼 푹 꺼진 의자에 장시간 앉아 있거나 소파에 그대로 누워 자는 경우, 정원 관리나 청소 등 엉거주춤한 자세로 장시간 작업을 하거나 서비스업에 종사하면서 장시간 서 있는 경우 등이 그렇다.

갑자기 무거운 물건을 들어 올렸을 때 손상된 경우를 제외하고는 장시간 같은 자세를 취하면서 허리에 부담을 주거나 반복 동작이 원인인 경우가 대부분이다.

이것을 방지하기 위해서는 평소에 무심코 취하는 자세와 동작을 개선하는 것이 중요하다. 자신의 생활습관을 재점검하여 가급적 허리에 부담을 주지 않는 생활을 하도록 의식적으로 노력해야 한다.

- ☑ 바른 자세를 취하도록 신경쓴다.
  (무리하게 몸을 젖히는 자세는 바른 자세라고 할 수 없다.)
- ☑ 장시간 같은 자세를 취하지 않는다.
- ☑ 자기 몸에 맞는 침구를 선택한다.
- ☑ 자기 몸에 맞는 의자를 선택한다.
- ☑ 팔의 힘만으로 무거운 물건을 들어 올리지 않는다.
- ☑ 허리를 비튼 상태로 앞 또는 뒤로 몸을 구부리지 않는다.

Part 4
두통

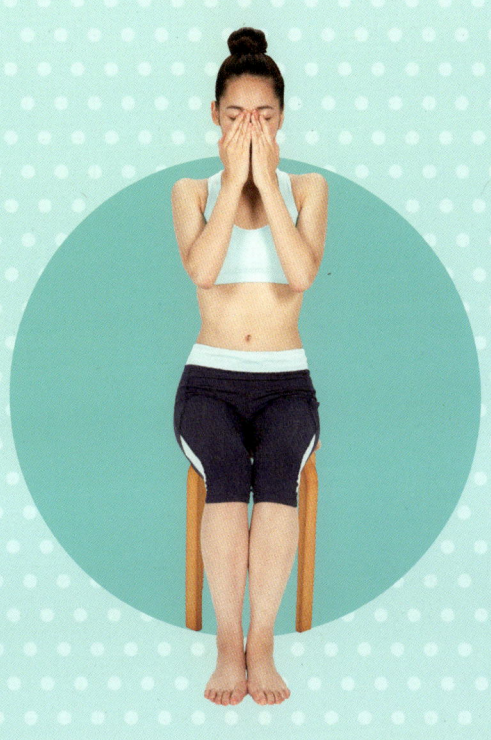

Introduction

두통은
왜 생기는 걸까?

두통에도 여러 종류가 있다. 병원에서 검사를 해도 이렇다 할 소견이 없는 경우는 주로 근막의 유착이나 변형이 원인이라고 할 수 있다. 근막의 유착이나 변형이 원인인 두통은 대부분 트리거 포인트에 의한 연관통이다(p.28 참조). 종종 목 앞쪽과 옆쪽, 뒤쪽의 근막 유착 및 변형이 측두부의 통증을 일으키는 경우가 있다.

목은 무거운 머리를 지탱하기 위해 항상 부하가 걸리는 곳이다. 게다가 항상 고개를 숙이는 자세를 취하거나 구부정한 자세를 장시간 지속하게 되면 목 주변의 근막에 유착이 일어나기 쉽다.

통증의 원인이 되는 근막 부위에 따라 두통이 일어나는 부위가 달라지는데, 여기서는 후두부, 측두부, 눈 주변의 두통 해소법을 소개하기로 하겠다.

◆ 두통과 관련된 근막 부위

비근근(鼻根筋)
미간의 피부를 끌어올리거나 콧등 주름을 만든다.

추미근 (皺眉筋 흰색 점선 부분)
미간에 주름을 만들 때 사용된다.

교근(咬筋)
음식을 씹을 때 사용된다.

흉쇄유돌근(胸鎖乳突筋)
머리를 좌우로 기울이거나 비트는 동작을 할 때 사용된다.

전두근(前頭筋)
눈썹을 올릴 때 사용된다.

측두근(側頭筋)
아래턱을 들어 올리거나 뒤로 뺄 때, 꽉 물 때, 씹을 때 사용된다.

두판상근(頭板狀筋)
머리를 돌리거나 옆으로 기울일 때 사용된다.

경판상근(經板狀筋)
두판상근과 함께 머리를 돌리거나 옆으로 기울일 때 사용된다.

두반극근 (頭半棘筋 흰색 점선 부분)
머리를 뒤로 젖히거나 회전시킬 때, 위를 볼 때 사용된다.

승모근(僧帽筋)
상·중·하부로 나뉜다. 견갑골을 움직일 때, 어깨를 움츠리거나 두 손을 들어 올리는 동작에 관여한다.

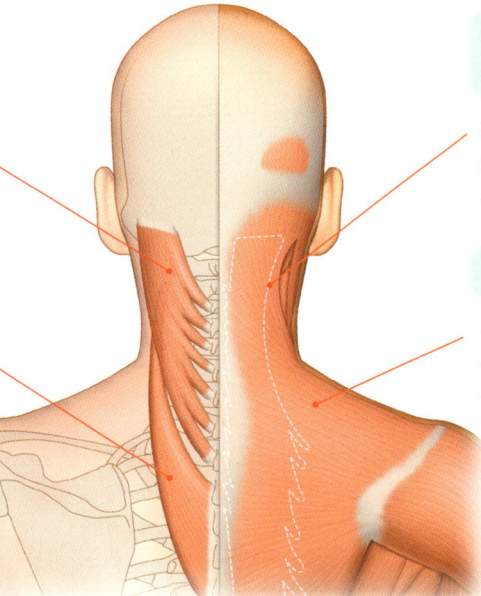

※ 흰색 점선은 '심층근(深層筋)'을 나타낸다.

◆ 두통 해소법 1

목 뒤에서 등 위쪽까지 이완시키기

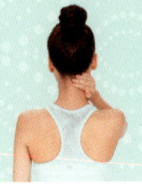

이완 부위

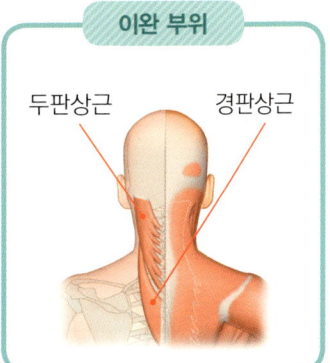

두판상근   경판상근

두통을 일으키는 원인 중 하나인 '목 근막'을 풀어줌으로써 두통을 줄일 수 있다. 우선 목 뒤쪽의 뭉친 근막을 이완시켜주자.

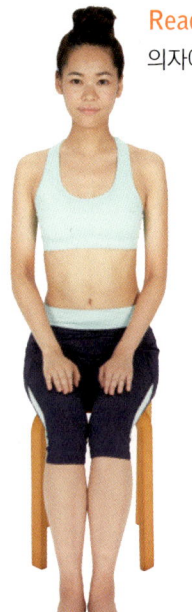

Ready
의자에 앉는다.

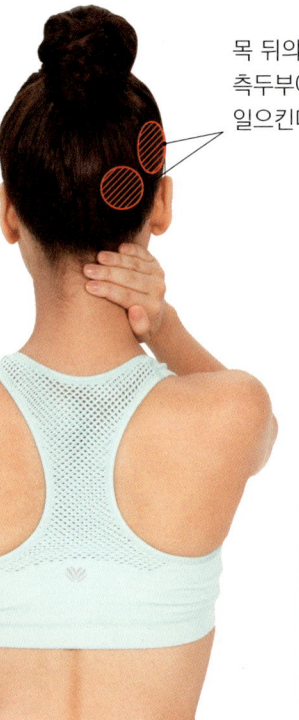

목 뒤의 근막 유착이 후두부에서 측두부에 걸쳐서 연관통을 일으킨다.

Point!

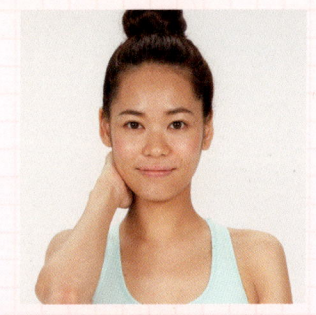

목을 감싸듯이 하여 손을 밀착시킨다.

1 오른손을 목 뒤에 댄다.

두통 Part 4

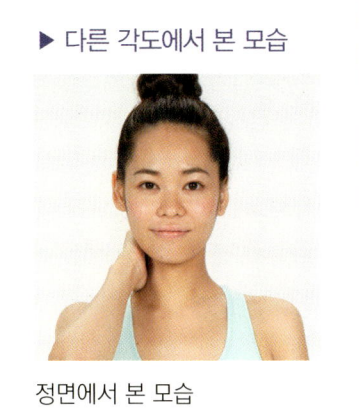

▶ 다른 각도에서 본 모습

정면에서 본 모습

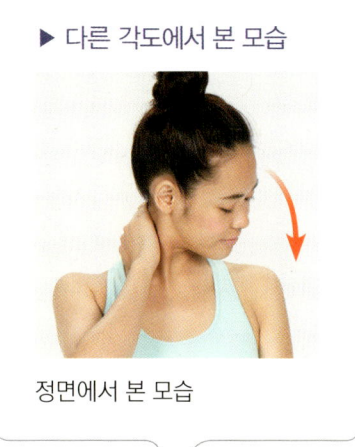

▶ 다른 각도에서 본 모습

정면에서 본 모습

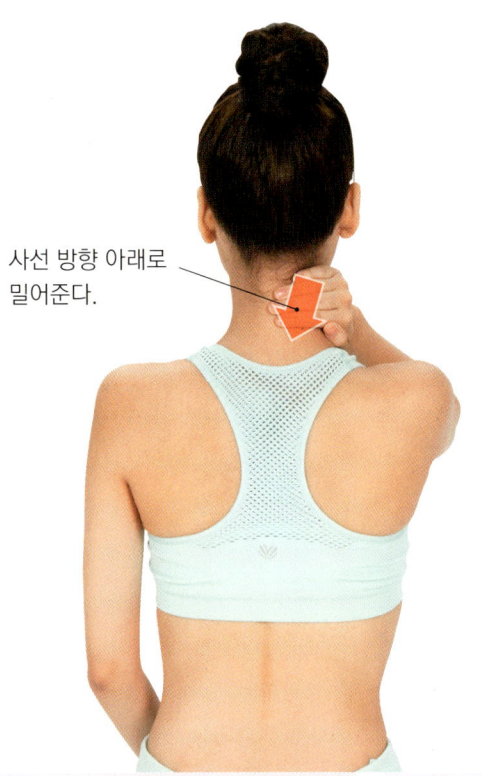

사선 방향 아래로 밀어준다.

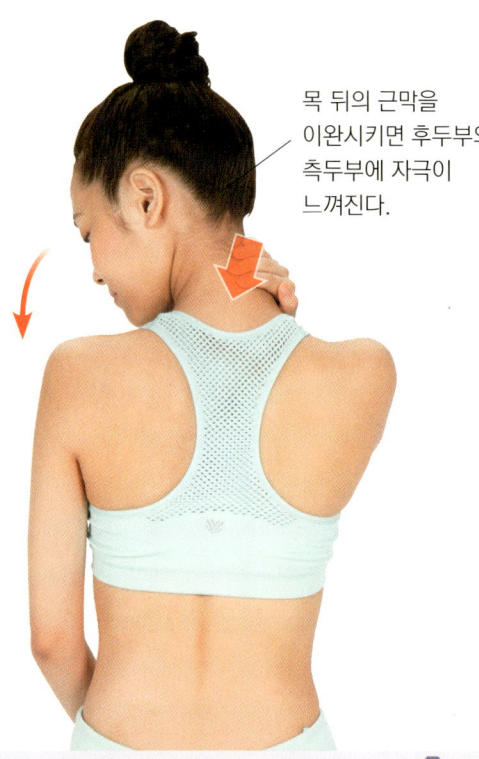

목 뒤의 근막을 이완시키면 후두부와 측두부에 자극이 느껴진다.

2 등 안쪽으로 밀어준다.

3 2의 상태로 목을 왼쪽으로 비틀면서 아래를 본다. 5초

4 천천히 준비자세로 돌아온다. 반대쪽도 똑같이 한다.

◆ 두통 해소법 2

목 앞·옆 이완시키기

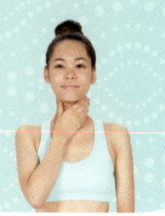

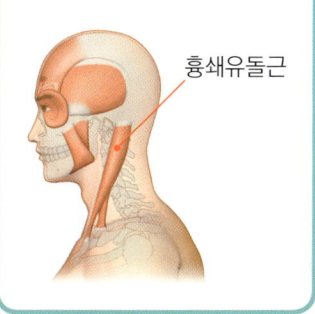

이완 부위

흉쇄유돌근

목 뒤쪽의 근막을 다 이완시켰으면 이번에는 목 옆에서 목 앞쪽에 걸쳐서 근막을 풀어준다. 측두부에서 쇄골과 흉골에 걸쳐 뻗어 있는 흉쇄유돌근 근막을 이완시켜준다.

흉쇄유돌근의 근막 유착이
이 부위에 연관통을 일으킨다.

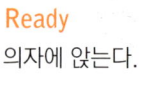

Ready
의자에 앉는다.

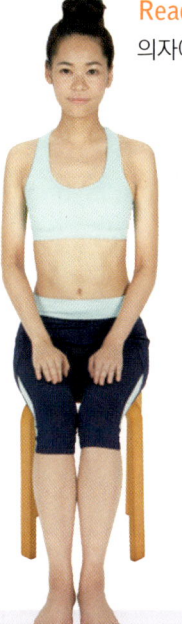

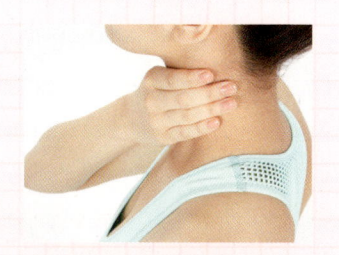

Point!

둘째손가락부터 새끼손가락
까지를 목에 밀착시킨다.

1 목 앞에서 왼쪽 옆에 걸친 부위에 오른손을 얹는다.

두통 Part 4

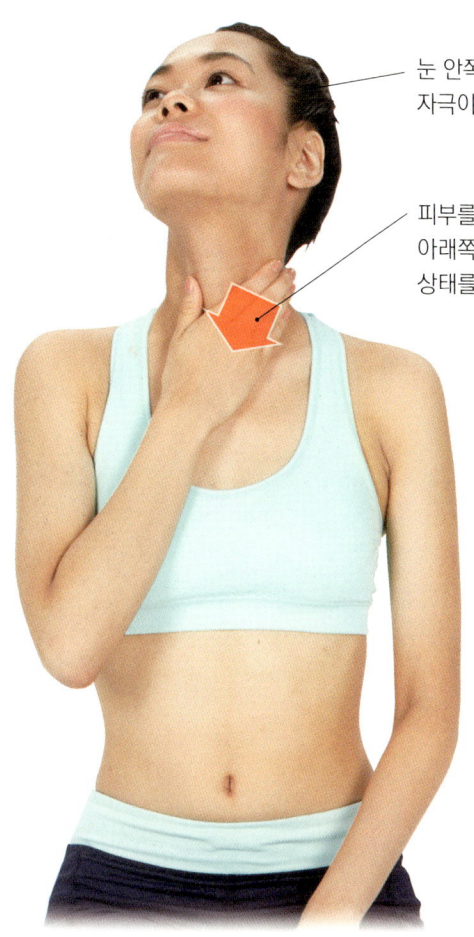

눈 안쪽과 측두부에 자극이 느껴진다.

피부를 비스듬히 아래쪽으로 미는 상태를 유지한다.

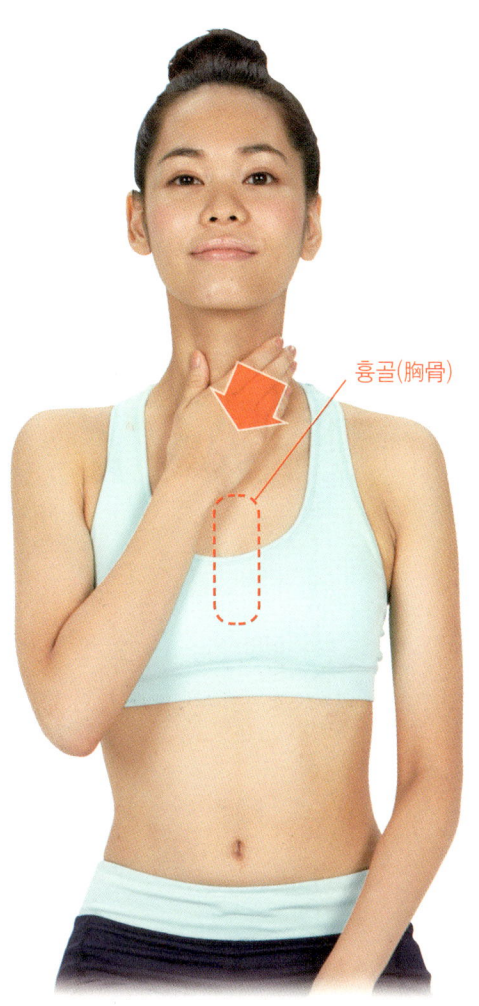

흉골(胸骨)

2 피부를 흉골을 향해 밀어준다.

3 오른쪽으로 고개를 돌리면서 턱을 들어올린다.

4 천천히 준비자세로 돌아온다. 반대쪽도 똑같이 한다.

◆ 두통 해소법 3

목 뒤 부위 이완시키기

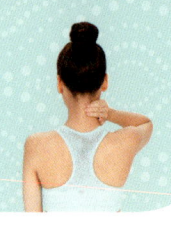

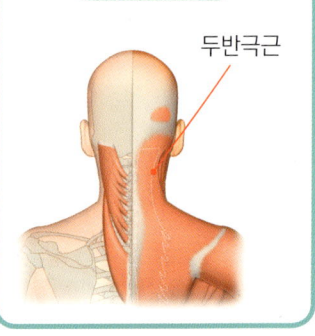

이완 부위

두반극근

마지막으로 목 뒤 부분에 있는 심층근 및 두반극근의 근막을 이완시킨다. 목을 한번에 무리하게 옆으로 기울지 않도록 천천히 기울여주면서 기분 좋은 자극을 느낀다.

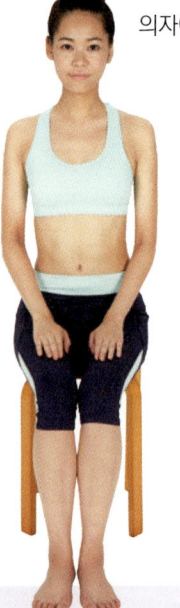

Ready
의자에 앉는다.

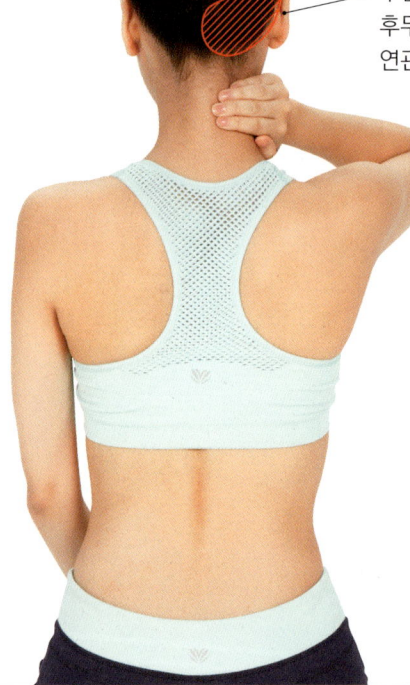

두반극근 근막의 유착이 후두부에서 측두부에 걸쳐서 연관통을 유발한다.

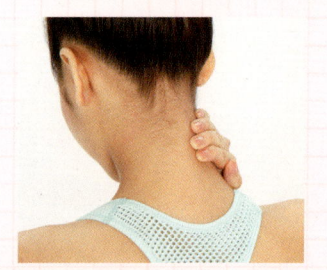

Point !

손을 목에 밀착시키듯이 얹어 준다.

1 목 뒤에 오른손을 얹는다.

두통 Part 4

Point!
피부를 민 후에는 천천히 목을 움직인다. 후두부에서 목덜미에 걸쳐서 근막이 당기는 느낌이 들도록 한다.

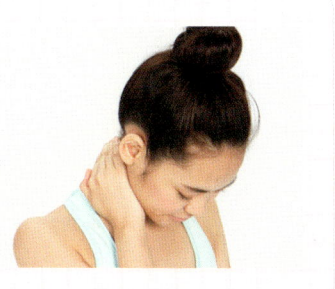

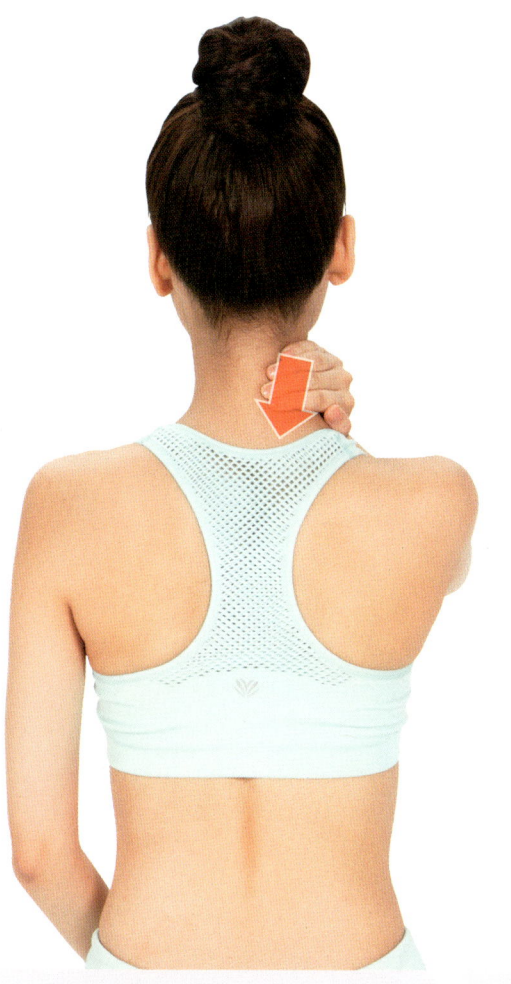

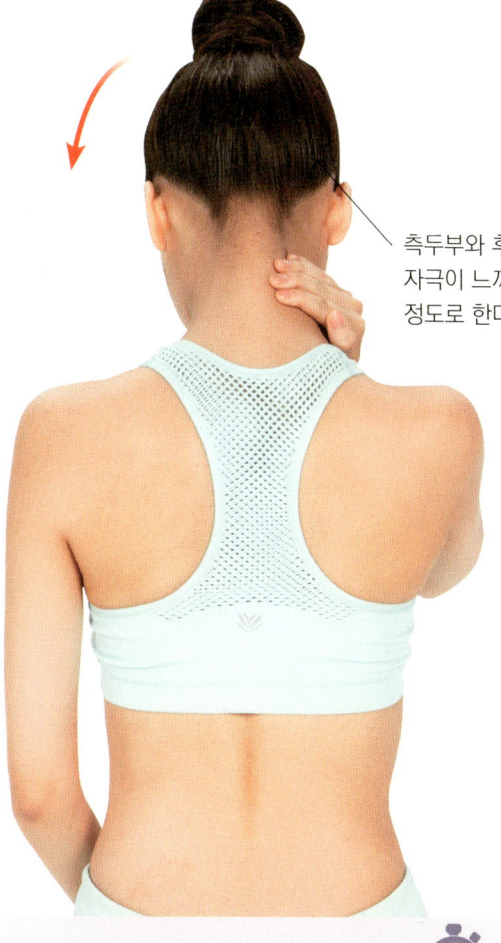

측두부와 후두부에 자극이 느껴질 정도로 한다.

2 피부를 사선 안쪽으로 밀어준다.

3 2의 상태로 고개를 아래로 가볍게 기울인다. 5초

4 천천히 준비자세로 돌아온다. 반대쪽도 똑같이 한다.

83

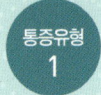

후두부가 아프다

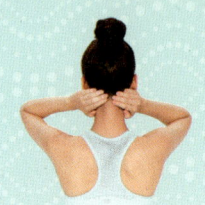

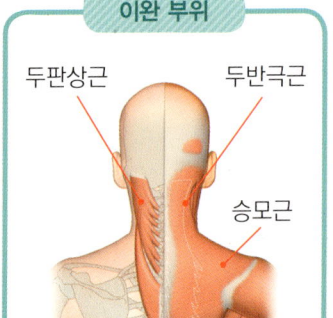

이완 부위
- 두판상근
- 두반극근
- 승모근

목 뒤쪽의 근막 유착이 후두부(後頭部)에 통증을 일으킬 수 있다. 목 뒤쪽 근막에 자극을 주어 통증을 해소한다. 두통 해소법 3 (p.82) 방법으로 풀어준 후에 이완시키면 더욱 효과가 좋다.

Ready
의자에 앉는다.

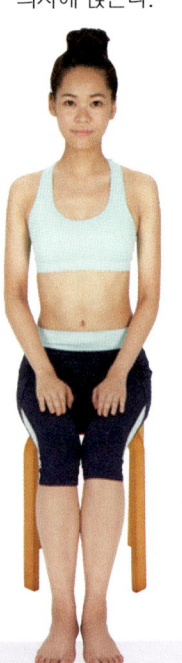

후두부에 돌출된 뼈 조금 밑에 두 손을 올려놓는다.

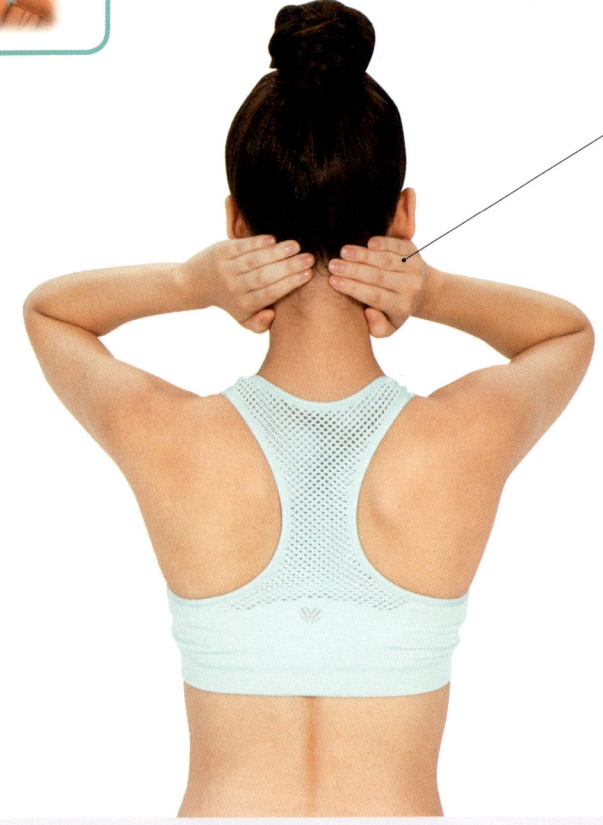

Point!

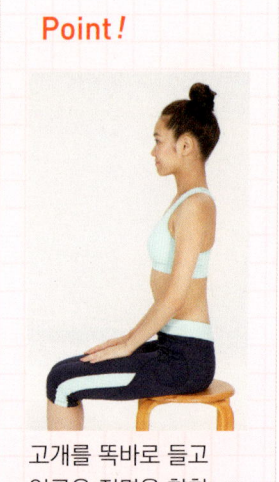

고개를 똑바로 들고 얼굴은 정면을 향한 상태에서 실시한다.

1 후두부에 두 손을 올려놓는다.

두통 Part 4

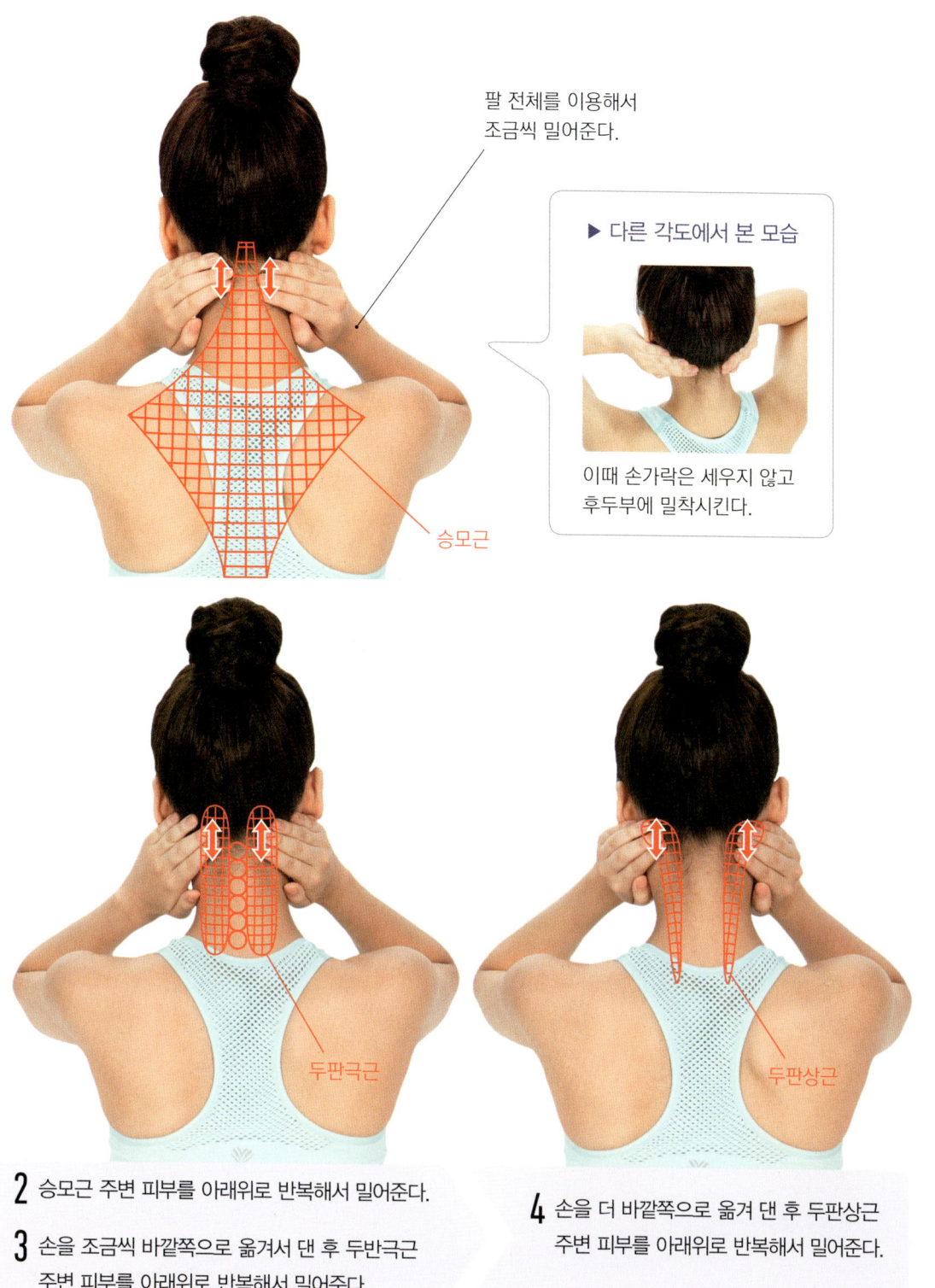

팔 전체를 이용해서 조금씩 밀어준다.

▶ 다른 각도에서 본 모습

이때 손가락은 세우지 않고 후두부에 밀착시킨다.

승모근

두판극근

두판상근

2 승모근 주변 피부를 아래위로 반복해서 밀어준다.

3 손을 조금씩 바깥쪽으로 옮겨서 댄 후 두반극근 주변 피부를 아래위로 반복해서 밀어준다.

4 손을 더 바깥쪽으로 옮겨 댄 후 두판상근 주변 피부를 아래위로 반복해서 밀어준다.

85

통증유형 2
관자놀이가 아프다 ①

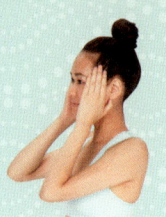

이완 부위

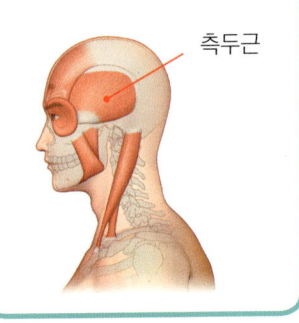

측두근

관자놀이에 통증이 생기는 원인 중 하나가 측두근 근막의 유착이다. 측두근은 물건을 씹을 때 주로 사용되는 근육이지만 평소에 무의식적으로 힘을 주는 사람이 의외로 많다. 측두부의 근막을 움직여서 두통을 해소해보자. 두통 해소법 1(p.78) 방법으로 풀어준 후에 측두근 근막을 풀어주면 더욱 효과적이다.

Ready
의자에 앉는다.

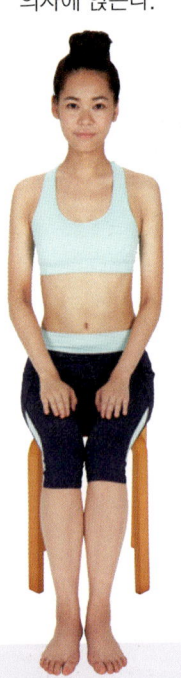

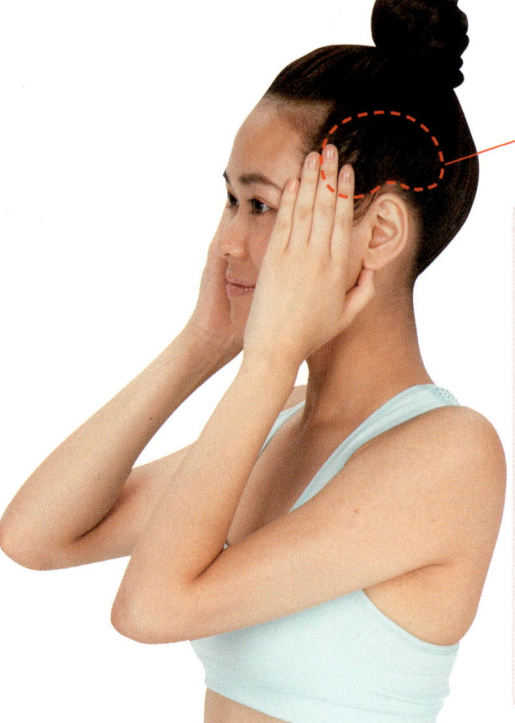

측두근

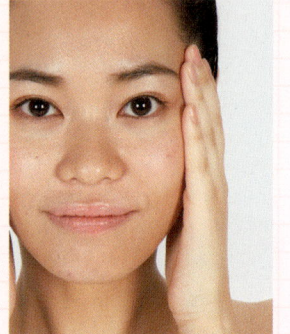

Point!

손을 얼굴에 밀착시키고 측두근 근막에 자극을 준다.

1 두 손을 관자놀이에 댄다.

두통 Part 4

손가락 안쪽을
이용해서
밀어준다.

손가락에 힘을 주지 말고
팔 전체를 이용해서 움직인다.

✗ No Good

손가락을 세우지 않는다.

손가락을 세우게 되면 손가락에 힘이 들어가서 근막을 압박하게 된다.

Point!

① ② ③

관자놀이에서 귀 위쪽 부분을 세 부위로 나눈다.

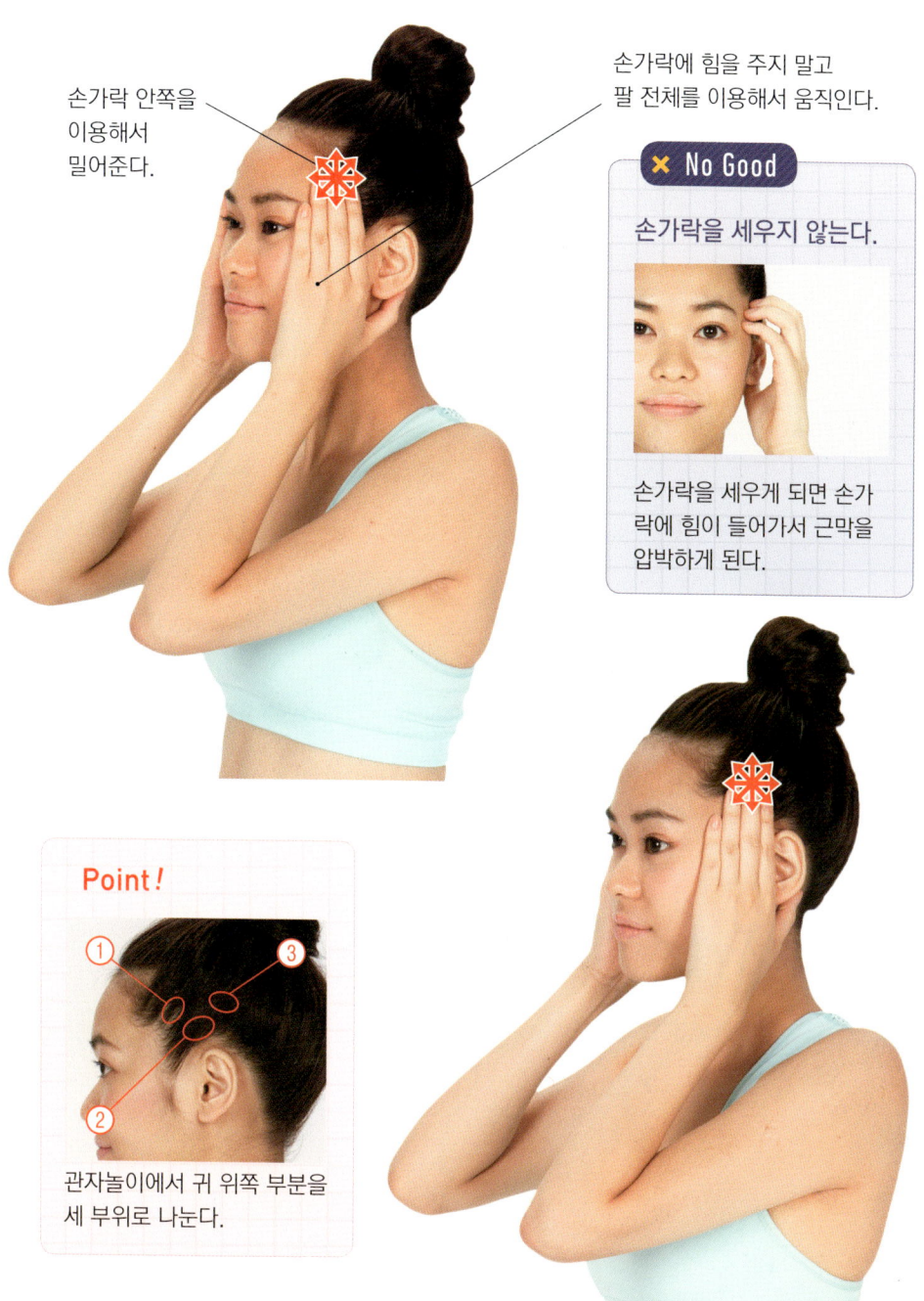

2 피부를 위아래, 좌우, 사선으로 반복해서 밀어준다.

3 비트는 부위를 이동하면서 밀어준다.

통증유형 3

관자놀이가 아프다 ②

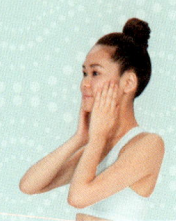

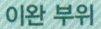
이완 부위

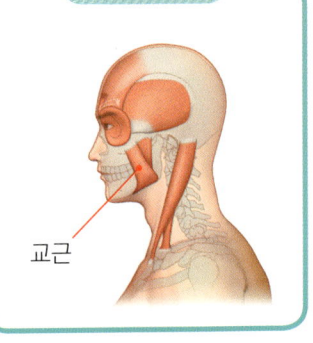
교근

교근(咬筋)이 두통의 직접적인 원인이 되는 일은 별로 없지만, 통증유형 2(p.86)에서 소개한 측두근과 협력하여 씹는 동작을 만드는 중요한 근육이다. 관자놀이에 통증을 느끼면 두통 해소법 1(p.78), 통증유형 2 방법으로 풀어준 후에 교근 근막도 이완시키는 것이 좋다.

Ready
의자에 앉는다.

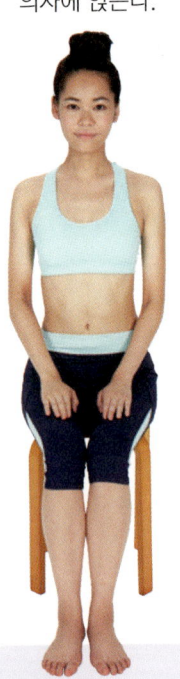

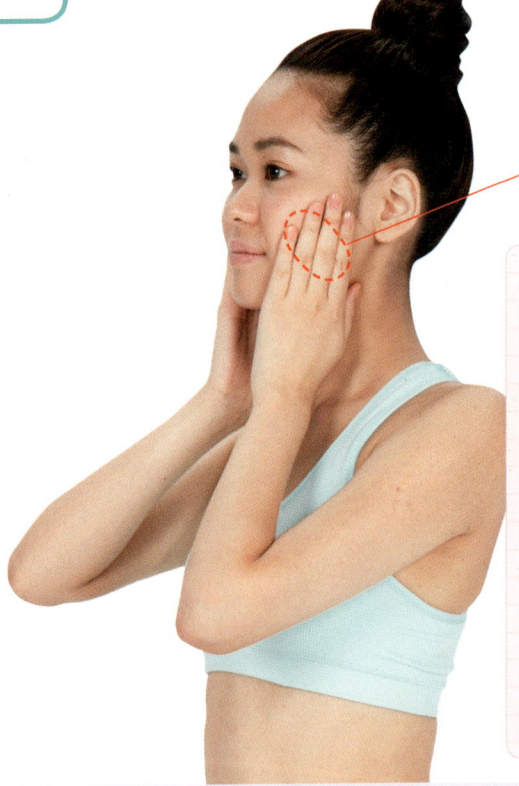
교근

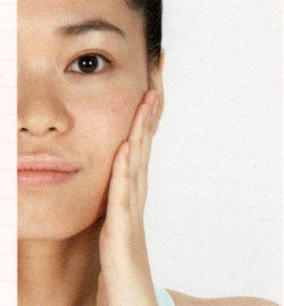
Point!
둘째 손가락부터 새끼손가락 두 번째 마디까지를 뺨에 밀착시킨다.

1 두 손을 광대뼈 아래쪽에 올려 놓는다.

두통 Part 4

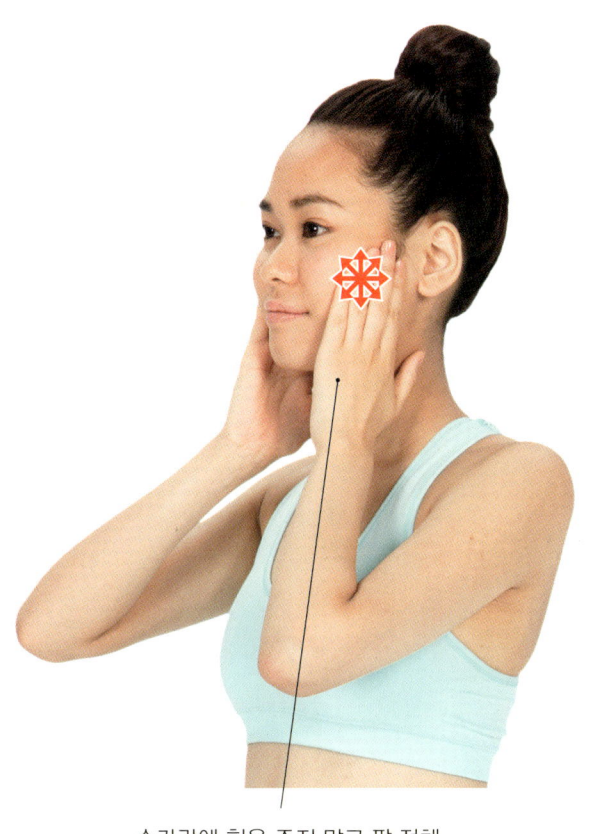

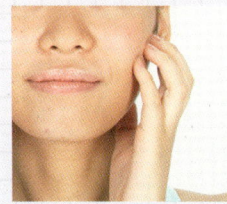

No Good

손가락을 세우지 않는다.

손가락을 세우게 되면 손가락에 힘이 들어가서 근막에 손상을 입히게 된다.

손가락에 힘을 주지 말고 팔 전체를 이용해서 피부를 밀어준다.

광대뼈 아래쪽부터 턱 조금 위쪽까지 밀어준다.

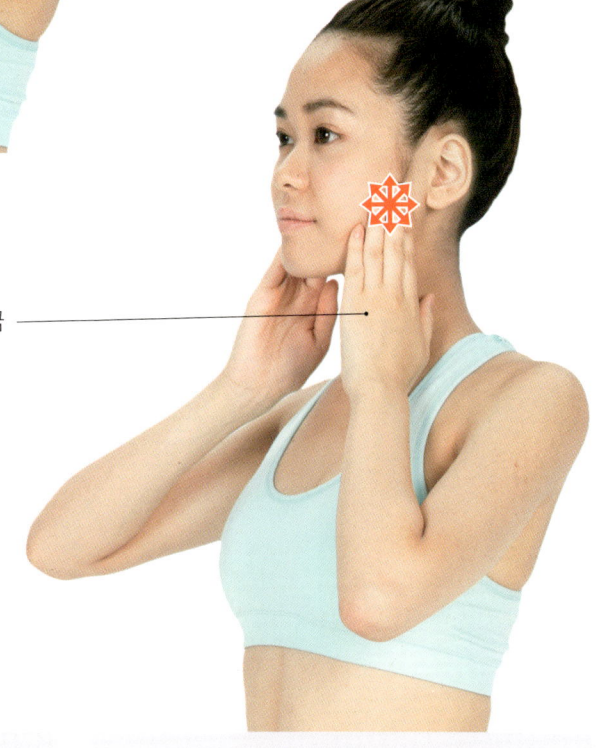

2 피부를 위아래, 좌우, 사선으로 반복해서 밀어준다.

3 미는 부위를 조금씩 아래로 이동하면서 밀어준다.

89

눈이 아프다

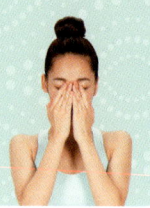

이완 부위

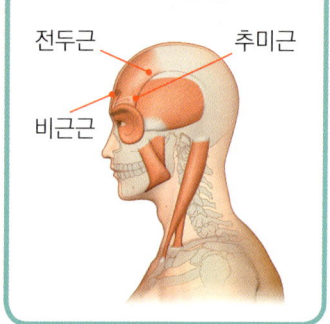

전두근 추미근
비근근

안구 피로에 의한 두통의 경우, 눈 위쪽 근막이 원인이 되는 경우가 있다. 전두근(前頭筋), 비근근(鼻根筋), 추미근(皺尾筋)의 근막에 자극을 주어 두통을 해소한다. 두통 해소법 1, 2, 3(p.78, 80, 82)으로 풀어준 후에 이완시키면 좋다.

Ready
의자에 앉는다.

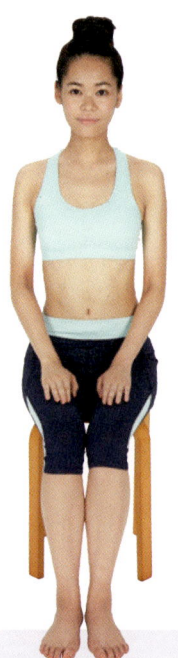

이때 새끼손가락을 붙이고 하면 동작이 수월해진다.

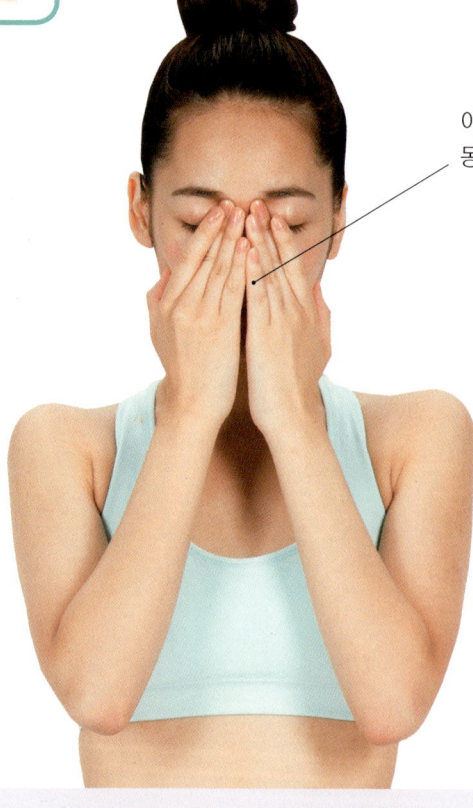

Point!

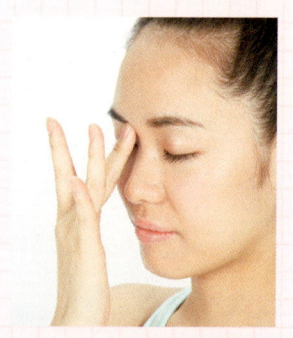

사진처럼 가운데 손가락을 이용해서 피부를 밀어준다.

1 미간에 두 손의 가운데 손가락을 댄다.

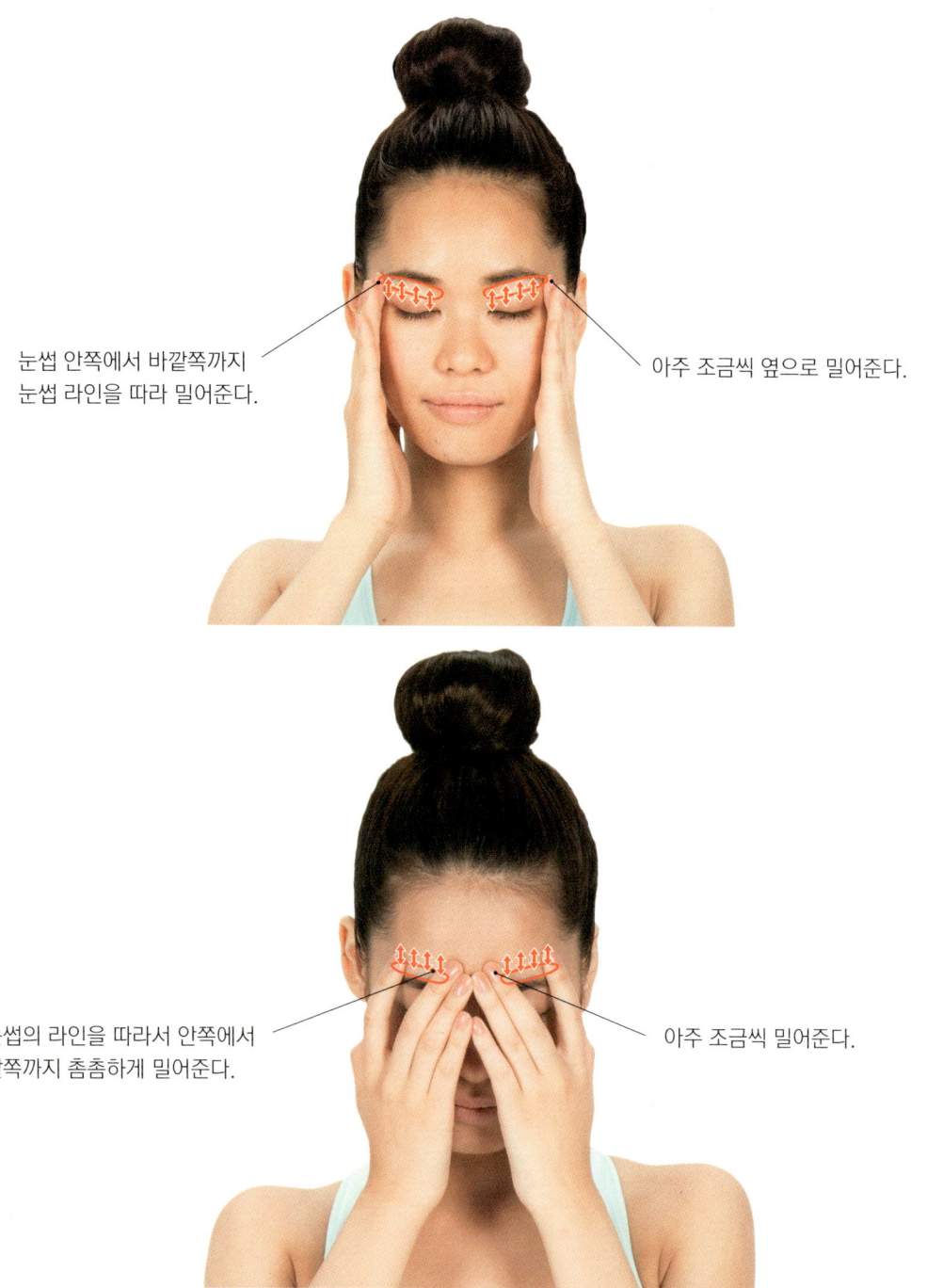

눈썹 안쪽에서 바깥쪽까지 눈썹 라인을 따라 밀어준다.

아주 조금씩 옆으로 밀어준다.

윗눈썹의 라인을 따라서 안쪽에서 바깥쪽까지 촘촘하게 밀어준다.

아주 조금씩 밀어준다.

2 눈썹 아래 쪽 피부를 아래위로 반복해서 밀어준다.

3 미간에 두 손의 가운데 손가락을 다시 대고 이번에는 눈썹 위쪽 피부를 아래위로 반복해서 밀어준다.

Column   일상생활 속에서 통증 해소하기 ❸

두통(頭痛)

다양한 두통 증상 중에서도 유독 많은 사람들을 괴롭히는 것이 '긴장성두통'이다. 머리와 목 주변의 근막에 유착이 생겨 혈액순환이 원활하지 않아서 생기는 두통이다. 장시간의 사무 등으로 계속 같은 자세를 취하거나 정신적인 스트레스를 받을 때 두통이 생기게 된다.

이러한 두통을 예방하기 위해서는 무엇보다도 일상 속의 습관을 재검토하는 것이 중요하다. 장시간 작업을 할 때는 중간 중간 적당한 휴식을 취하거나 목을 움직여주면서 같은 자세를 오래 유지하지 않도록 주의를 기울인다.

- ☑ 적당한 휴식을 취해 눈에 부담을 주지 않는다.
- ☑ 생활 속에서 스트레스 요인을 가급적 배제하도록 한다.
- ☑ 장시간 같은 자세를 취하지 않는다.
- ☑ 어깨와 목을 따뜻하게 하고 혈액순환이 잘 되게 한다.
- ☑ 자기 몸에 맞는 침구를 선택한다.
- ☑ 자주 기분전환을 해준다.

Part 5

무릎 통증

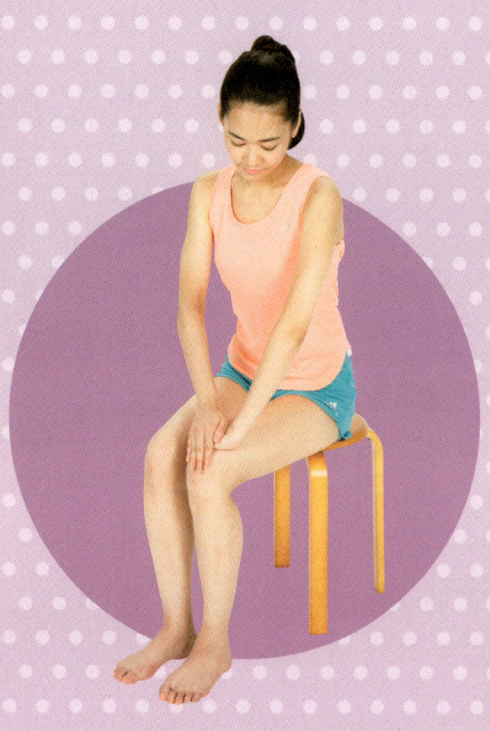

Introduction

무릎은
왜 아픈 걸까?

무릎은 몸을 지탱하면서 다리를 구부리거나 펼 수 있게 하며, 걸을 때나 운동을 할 때 땅에서 받는 충격을 완화하는 등의 역할을 한다. 자주 사용하는 부위인 만큼 항상 큰 부담을 안고 있다. 즉, 걷기만 해도 한쪽 무릎 주변에는 자기 체중의 약 2.6배의 부하가 걸린다.

일반적으로 무릎 관절의 변형으로 통증이 발생한다고 생각하는 사람이 많은데, 실제로 관절 부위에는 통증을 느끼는 센서, 즉 감지 기능이 없다고 한다. 그렇다면 왜 무릎에 통증을 느끼게 되는 걸까? 그 이유는 두통과 마찬가지로 트리거 포인트에 의한 연관통이다.

단, 무릎 통증의 증상은 사람마다 제각기 다르다. 걸을 때만 통증을 느끼는 사람이 있는가 하면 계단을 내려갈 때 무릎 안쪽에 통증을 느끼는 사람도 있다. 그래서 이 장에서는 통증 부위에 따른 근막 이완 방법을 설명하기로 하겠다.

◆ 무릎 통증과 관련된 근막 부위

대퇴근막장근(大腿筋膜張筋)
고관절 외선(안짱다리)을 예방하고 다리를 앞으로 빼는 동작에 사용된다.

대퇴직근(大腿直筋)
보행 시 또는 다리를 올릴 때 사용된다.

대퇴사두근(大腿四頭筋)
대퇴직근(大腿直筋), 중간광근(中間廣筋), 외측광근(外側廣筋), 내측광근(內側廣筋)의 총칭이다. 슬관절(膝關節)을 굽히거나 펴기, 양다리를 벌리거나 버티고 서 있을 때 사용된다.

장경인대(腸脛靭帶)
무릎의 안정에 기여한다.

외측슬개지대(外側膝蓋支帶)
무릎을 지탱한다.

전경골근(前脛骨筋)
뒤꿈치를 들 때와 발 관절을 구부릴 때 사용된다.

내측슬개지대(內側膝蓋支帶)
무릎을 지탱한다.

거위발(鵞足)
골반을 구성하는 장골(腸骨), 치골(恥骨), 좌골(坐骨)의 각 뼈에서 무릎 안쪽으로 이어지는 근육이 모이는 부위다.

내측슬개대퇴인대(內側膝蓋大腿靭帶)
무릎 안정에 기여한다.

외측슬개대퇴인대(外側膝蓋大腿靭帶)
무릎 안정에 기여한다.

슬개인대(膝蓋靭帶)
대퇴사두근(大腿四頭筋)의 연장 부위다.

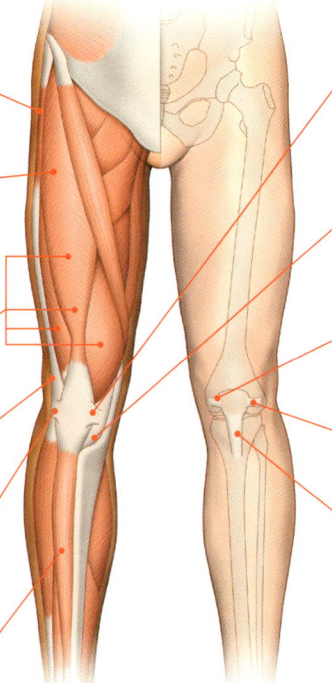

중둔근(中臀筋)
보행 시나 직립 시 골반의 안정, 발을 바깥으로 벌릴 때 사용된다.

대둔근(大臀筋)
일어서거나 뛰어오를 때, 달릴 때 등에 사용된다.

햄스트링(hamstring 허벅지 뒤쪽 근육)
대퇴이두근(大腿二頭筋), 반막양근(半膜樣筋), 반건양근(半腱樣筋)의 총칭. 무릎을 구부리거나 고관절 앞쪽을 펼 때 사용된다.

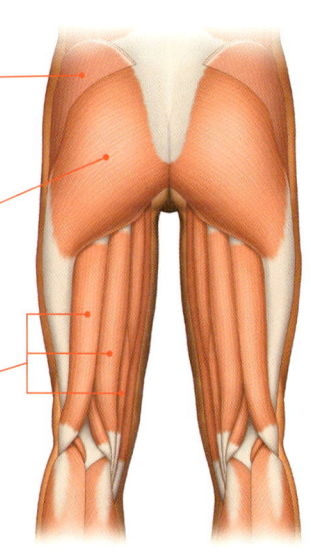

◆ 무릎 통증 해소법 1

허벅지 앞쪽 이완시키기

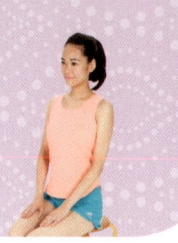

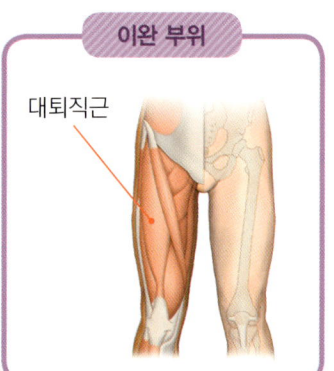

이완 부위

대퇴직근

허벅지 근막에 유착이나 변형이 생기면 무릎에 통증을 느낄 수 있다. 무릎에 통증을 느끼게 되면 우선 허벅지 앞부분 근막을 고관절부터 무릎까지 풀어준다.

Ready
의자에 앉는다.

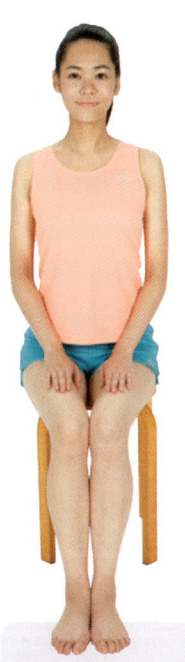

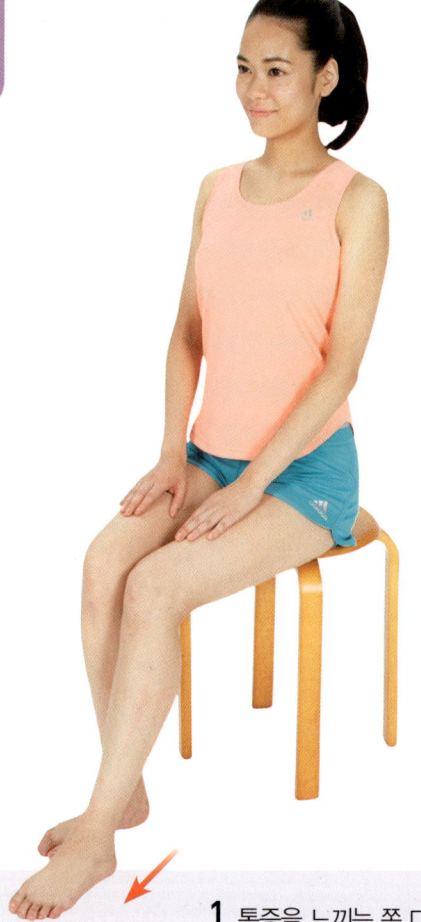

Point !

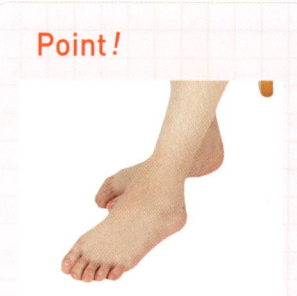

발에 힘을 주고 있으면 근막을 제대로 이완시킬 수 없기 때문에 발의 힘을 빼고 편안한 상태에서 실시한다. 발을 조금 앞으로 빼면 발에 힘이 들어가는 것을 막아준다.

1 통증을 느끼는 쪽 다리를 조금 앞으로 뺀다.

무릎 통증 **part 5**

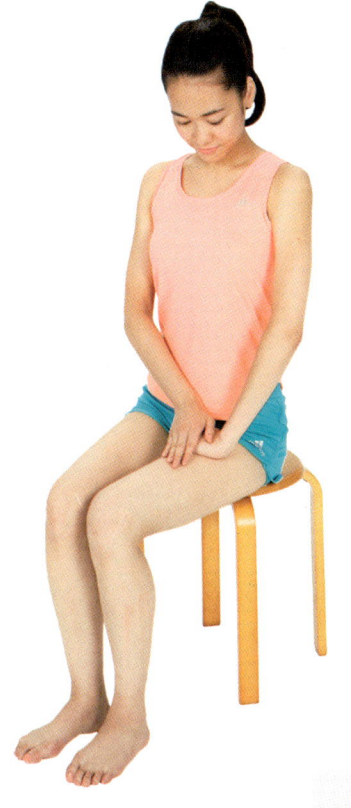

▶ 다른 각도에서 본 모습

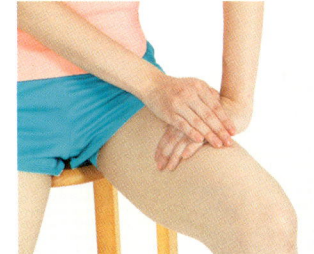

왼손은 허벅지에 밀착시켜 이완시킨다.

왼손에는 힘을 넣지 않는다. 오른팔 전체를 이용해서 앞뒤로 밀어준다.

Point!

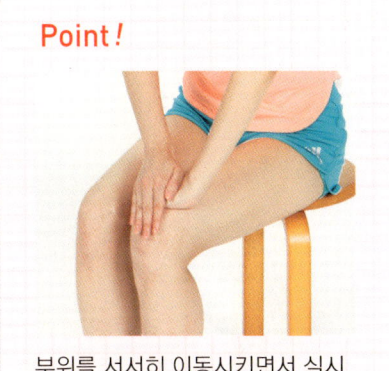

부위를 서서히 이동시키면서 실시하고 마지막에 무릎 주변까지 꼼꼼하게 풀어준다.

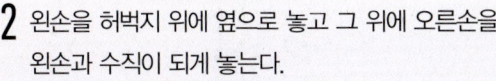

2 왼손을 허벅지 위에 옆으로 놓고 그 위에 오른손을 왼손과 수직이 되게 놓는다.

3 피부를 앞뒤로 반복해서 밀어준다.

97

◆ 무릎 통증 해소법 2

허벅지 이완시키기

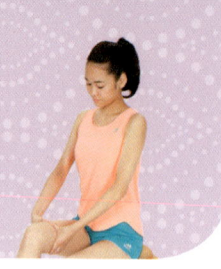

이완 부위

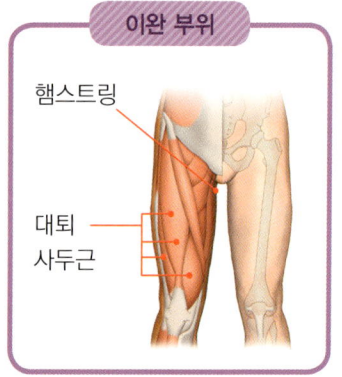

햄스트링

대퇴
사두근

무릎 통증을 해소하기 위해서는 허벅지 앞부분과 함께 허벅지 뒤쪽 근막을 풀어주는 것이 중요하다. 허벅지 전체를 두 손으로 감싸 쥐고 근막을 이완시킨다.

Ready
의자에 앉는다.

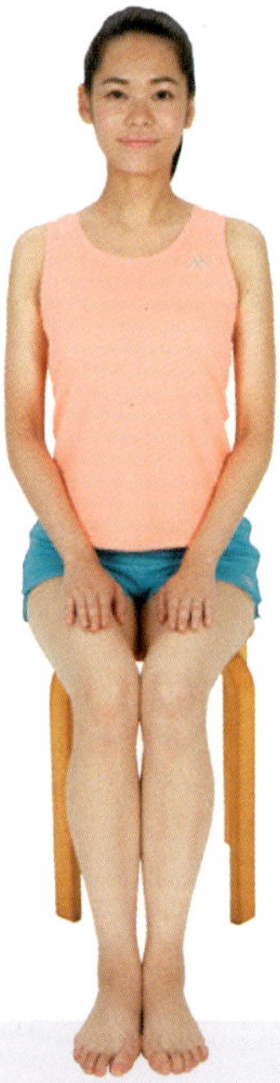

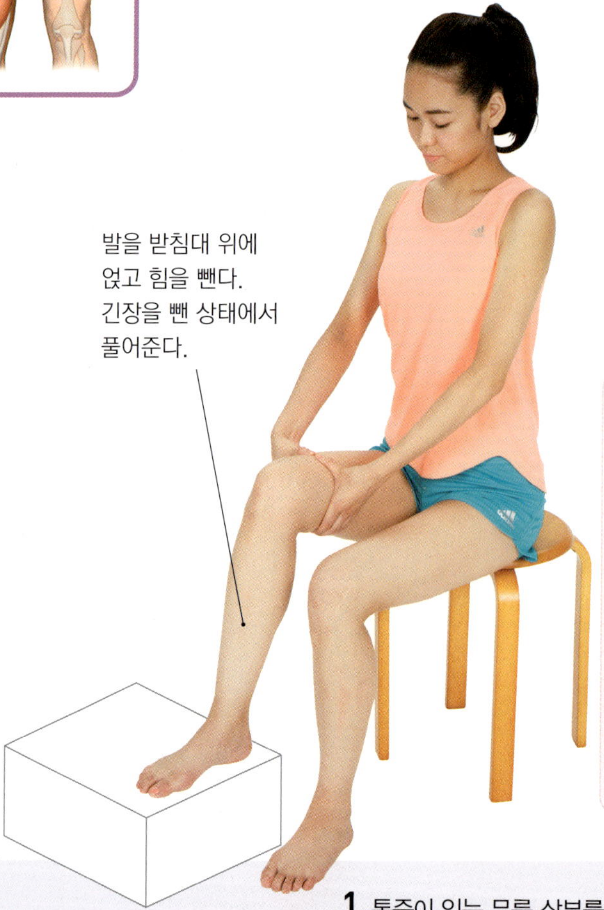

발을 받침대 위에 얹고 힘을 뺀다. 긴장을 뺀 상태에서 풀어준다.

Point!

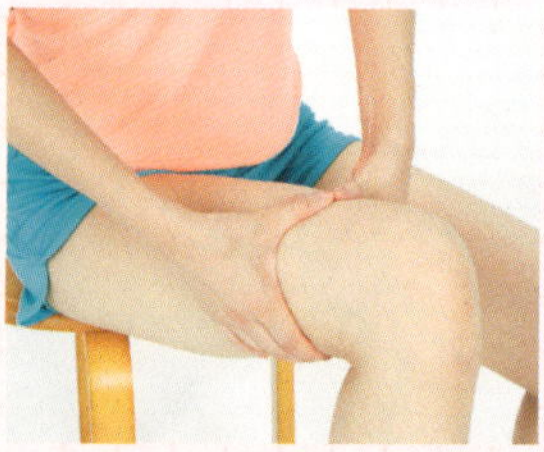

두 손을 허벅지에 밀착시켜 손 전체를 사용해서 이완시킨다.

1 통증이 있는 무릎 상부를 두 손으로 감싼다.

무릎 통증 **part 5**

조금씩 부위를 이동시켜 허벅지 위쪽까지 풀어준다.

✗ No Good

손가락만으로 누르지 않는다.

손가락으로 누르게 되면 손가락에 힘이 들어가서 효과가 줄어든다. 가급적 힘을 뺀 상태에서 풀어주도록 한다.

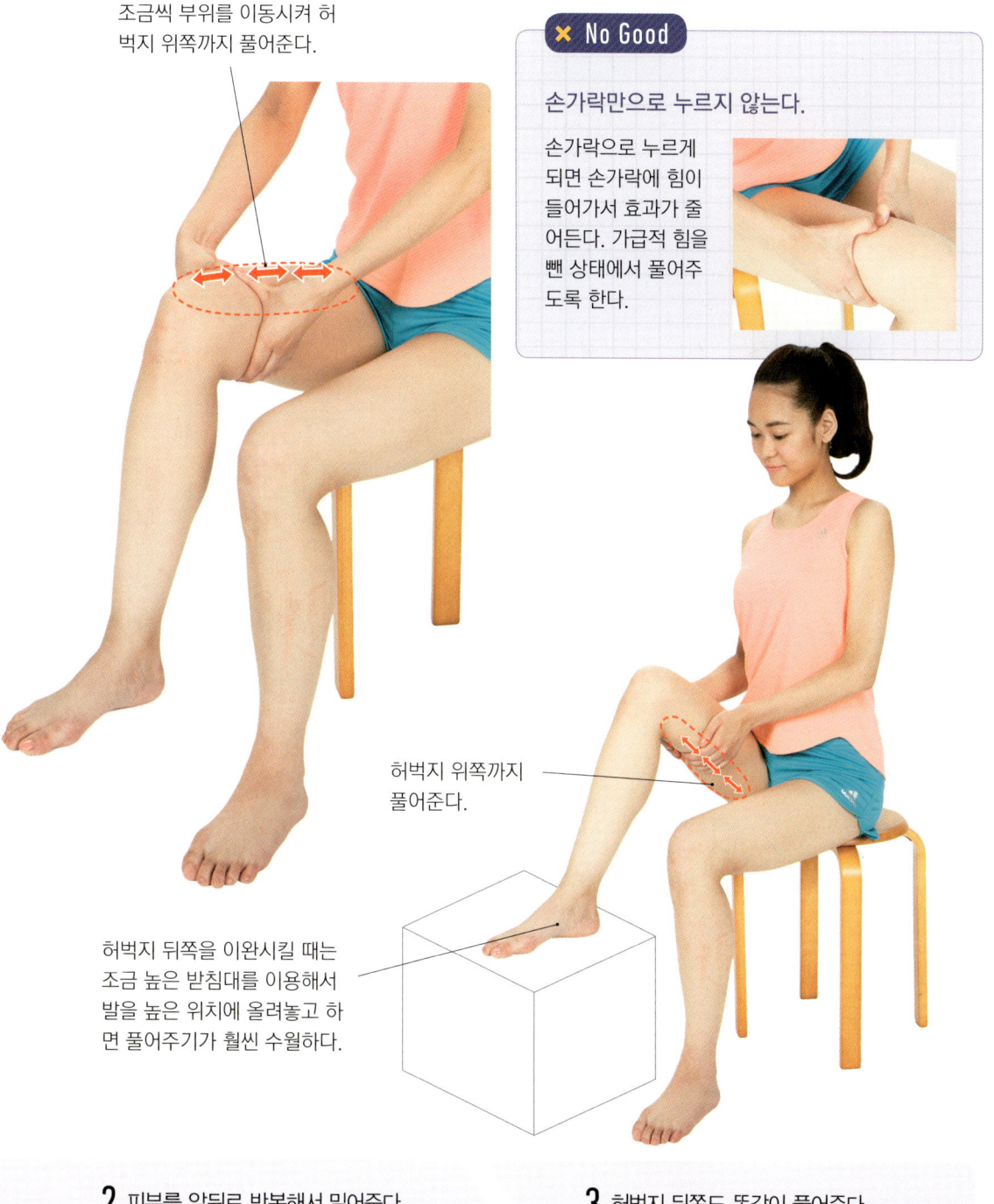

허벅지 위쪽까지 풀어준다.

허벅지 뒤쪽을 이완시킬 때는 조금 높은 받침대를 이용해서 발을 높은 위치에 올려놓고 하면 풀어주기가 훨씬 수월하다.

2 피부를 앞뒤로 반복해서 밀어준다.

3 허벅지 뒤쪽도 똑같이 풀어준다.

◆ 무릎 통증 해소법 3

하반신 이완시키기

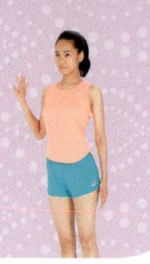

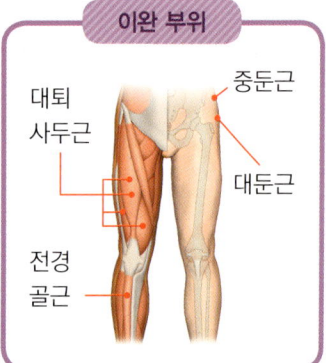

이완 부위
- 대퇴사두근
- 중둔근
- 대둔근
- 전경골근

Ready
넘어지지 않도록 한 손으로 벽을 짚는다.

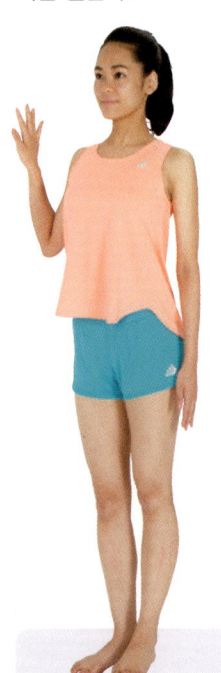

허벅지 전체를 다 이완시켰다면 마지막으로 하반신 전체의 근막을 이완시켜준다. 힘을 주고 빼기만 하면 되는 간단한 운동이지만 효과는 매우 크다.

Point!
이 동작을 할 때 쥐가 날 수 있으므로 조금씩 천천히 힘을 준다. 또 이완하기 전에 발을 따뜻하게 하고 혈액순환을 원활하게 해준 후에 하면 발 저림을 예방할 수 있다.

→ 힘을 준다.

→ 발끝을 올리면 힘을 주기가 쉽다.

1 통증을 느끼는 다리의 발끝을 올리고 허벅지와 정강이 앞쪽에 힘을 준다.

무릎 통증 **part 5**

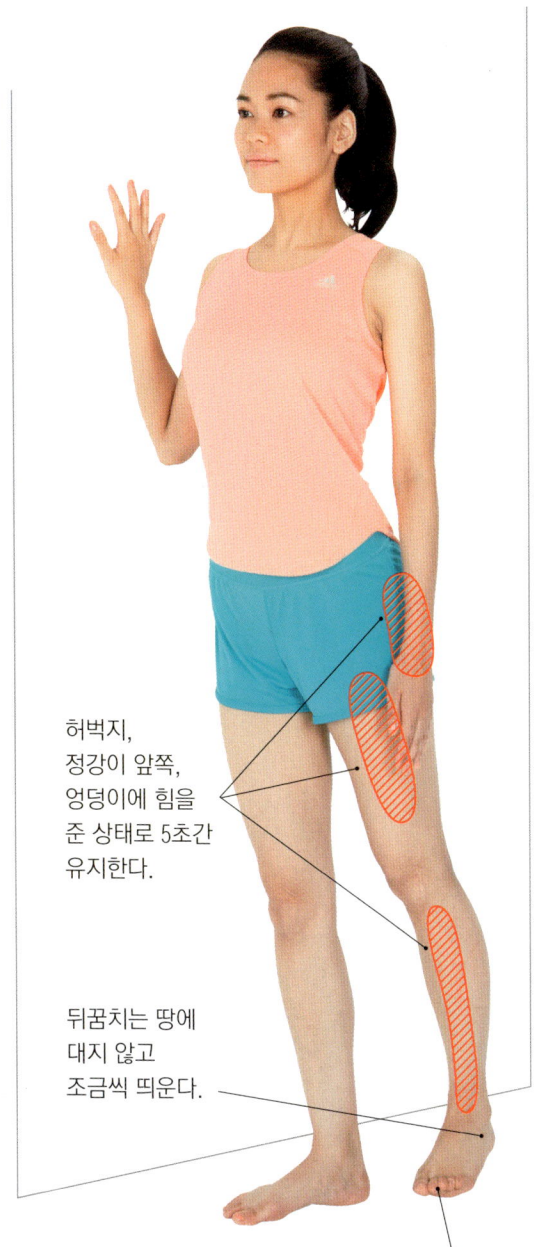

허벅지, 정강이 앞쪽, 엉덩이에 힘을 준 상태로 5초간 유지한다.

뒤꿈치는 땅에 대지 않고 조금씩 띄운다.

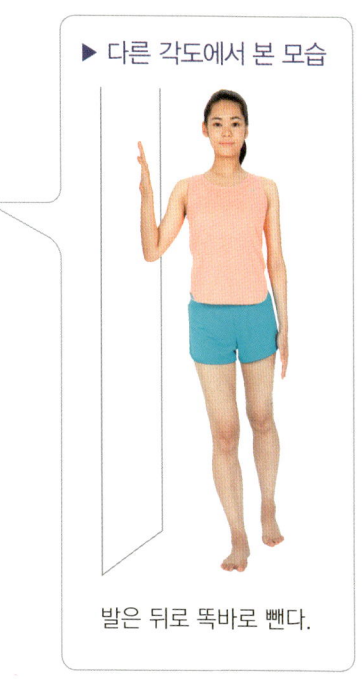

▶ 다른 각도에서 본 모습

발은 뒤로 똑바로 뺀다.

발끝은 올린 채로 한다.

2 1의 상태로 발을 조금 뒤로 빼고 엉덩이에도 힘을 준다. 5초

3 천천히 준비자세로 돌아간다. 1~2의 흐름으로 3세트 반복한다.

101

무릎 안쪽이 아프다

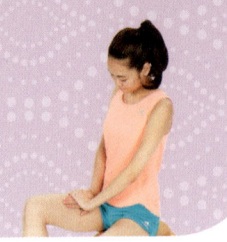

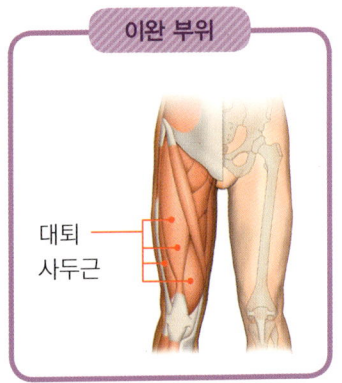

이완 부위

대퇴
사두근

무릎 안쪽에 통증을 느끼게 되면 허벅지 앞쪽에서 조금 안쪽의 근막에 유착이나 변형이 원인일 수 있다. 따라서 허벅지 안쪽 근막을 이완시켜주면 좋다. 무릎 통증 해소법 1, 2, 3(p.96, 98, 100) 방법으로 풀어준 후에 이완시키면 효과가 크다.

Ready
의자에 앉는다.

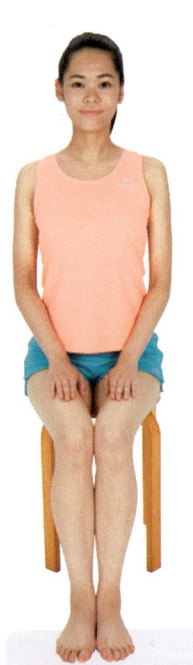

오른쪽 허벅지에 손을 똑바로 얹고 그 위에 왼손을 교차해서 얹는다.

발을 받침대 위에 올리고 발에 힘을 뺀 상태로 한다.

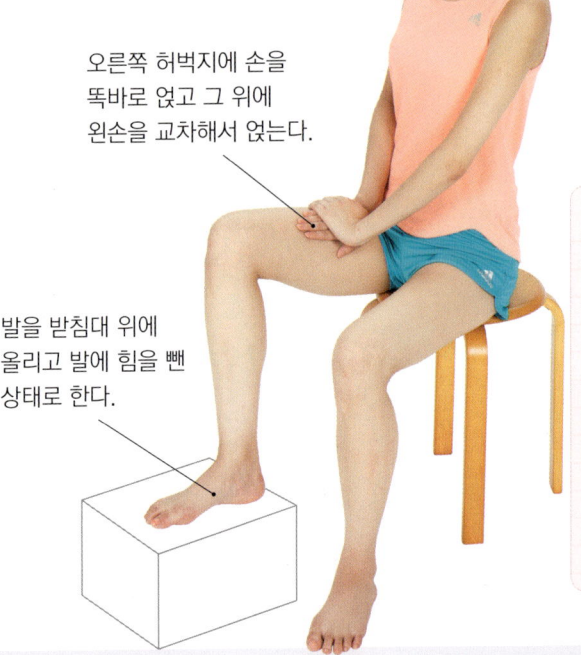

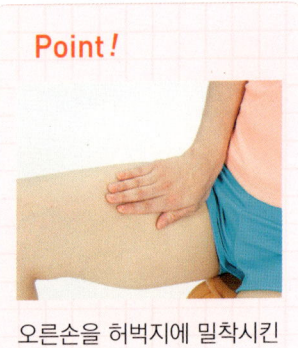

Point!

오른손을 허벅지에 밀착시킨 상태로 이완시킨다.

1 오른쪽 허벅지 안쪽에 통증이 있으면 오른쪽 다리 허벅지 위에 손을 얹는다.

무릎 통증 part 5

왼쪽 무릎 안쪽이 아픈 경우

왼쪽 무릎 안쪽이 아픈 경우는 허벅지 위에 왼손을 옆으로 놓는다. 그런 후에 오른손 팔 전체를 이용해서 피부를 앞뒤로 밀어준다.

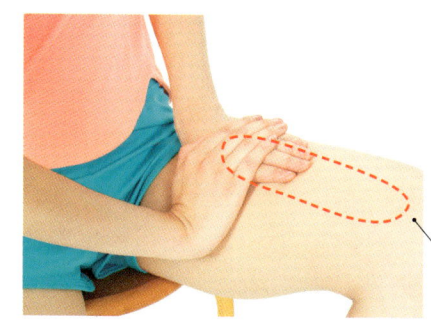

빨간 점선으로 둘러싼 범위를 골고루 이완시켜준다.

아래 놓인 손은 움직이지 않는다. 이때 왼팔 전체를 이용해서 피부를 밀어준다.

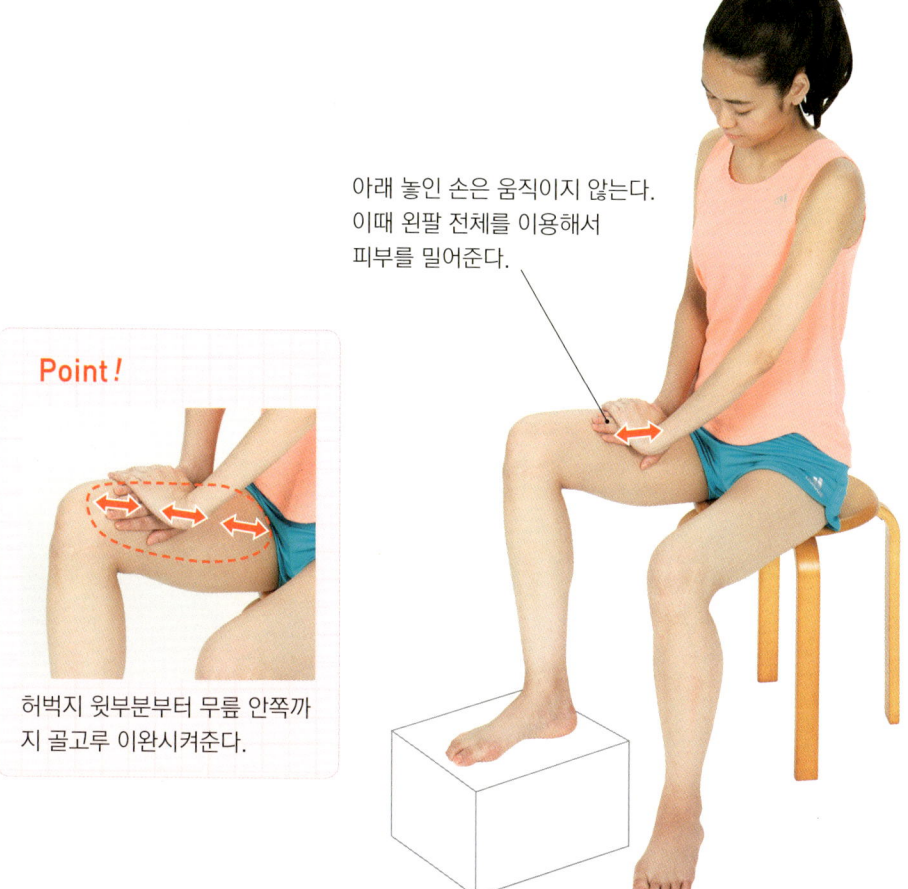

Point!

허벅지 윗부분부터 무릎 안쪽까지 골고루 이완시켜준다.

2 피부를 앞뒤로 반복해서 밀어준다.

통증유형 2

무릎 바깥·뒤가 아프다

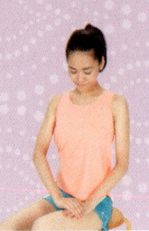

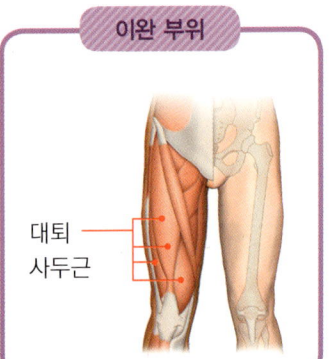

이완 부위

대퇴
사두근

무릎의 바깥쪽과 뒤쪽에 통증을 느끼게 되면 허벅지 바깥 부분의 근막을 자극해준다. 무릎 통증 해소법 1, 2, 3(p.96, 98, 100)으로 풀어준 후에 이완시키는 것이 좋다.

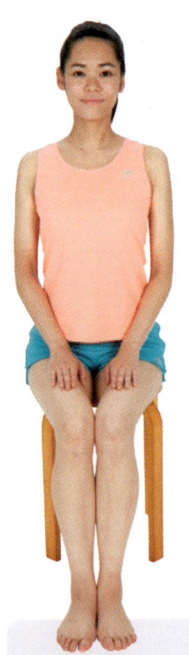

Ready
의자에 앉는다.

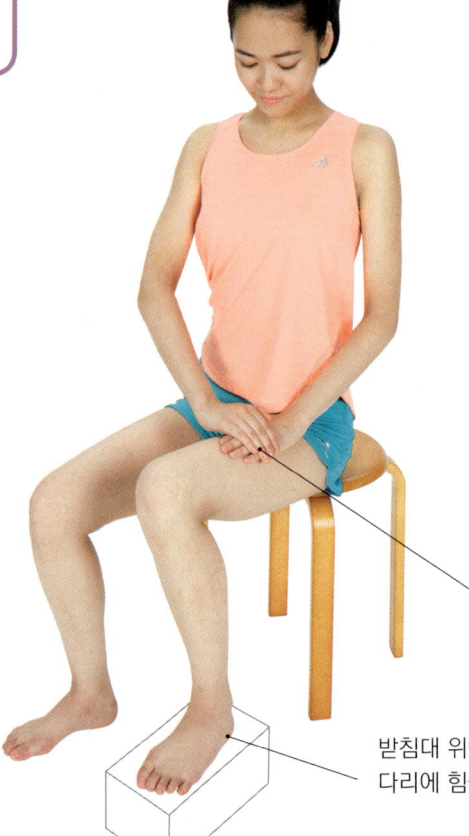

왼손을 세로로 놓고 그 위에 오른손을 가로로 겹쳐 놓는다.

받침대 위에 발을 올려놓고 다리에 힘을 뺀다.

1 왼쪽 무릎 바깥쪽과 뒤쪽이 아픈 경우, 왼쪽 허벅지 윗부분 조금 바깥쪽에 손을 얹는다.

무릎 통증 part 5

오른쪽 무릎 바깥쪽과 뒤쪽이 아픈 경우

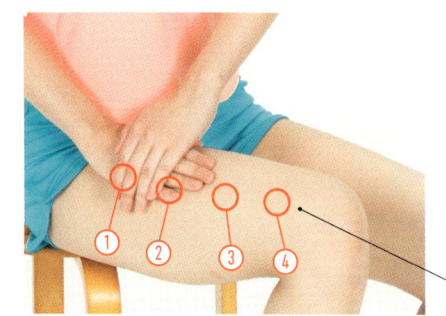

오른쪽 무릎의 바깥쪽과 뒤쪽에 통증이 있으면 허벅지 위에 오른손을 세로로 놓고 왼손 전체를 이용해서 피부를 앞뒤로 밀어준다.

오른쪽 허벅지 끝에서 무릎 바깥쪽까지, 네 부위에 걸쳐서 실시한다.

오른팔 전체를 이용해서 피부를 밀어준다.

왼손은 허벅지에 밀착시켜 그냥 대고만 있고 힘을 주지 않는다.

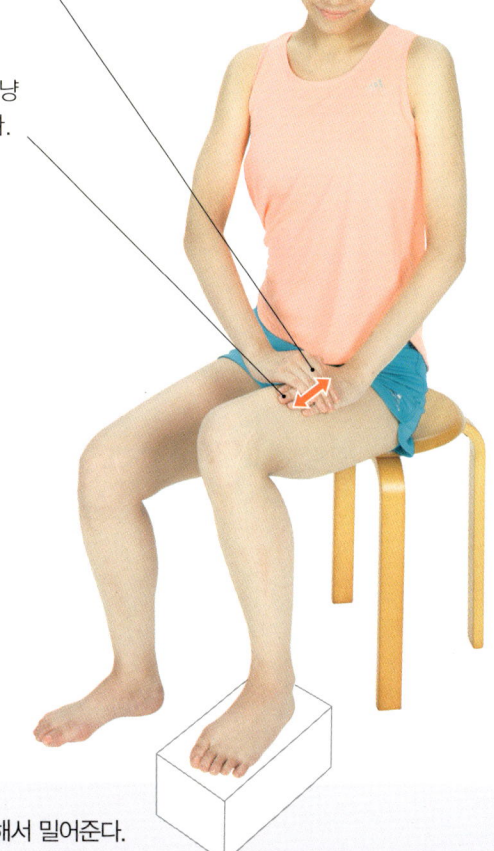

Point!

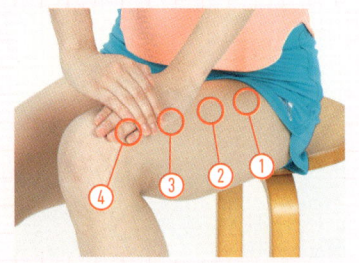

허벅지 끝 바깥쪽부터 무릎 바깥쪽까지 네 부위로 나누어서 피부를 밀어준다. 이때 피부를 마찰시켜서 문지르지 않도록 유의한다.

2 피부를 앞뒤로 반복해서 밀어준다.

통증유형 3

무릎 위·옆이 아프다

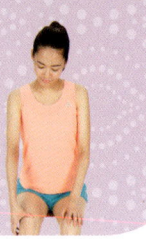

이완 부위

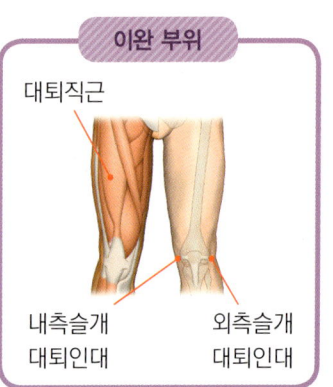

- 대퇴직근
- 내측슬개대퇴인대
- 외측슬개대퇴인대

무릎 주변의 근막이나 힘줄에 유착이 생겨 동작이 불편해지면 무릎 주변에 통증이 발생할 수 있다. 그 경우는 무릎 주변의 근막을 자극해준다. 무릎 통증 해소법 1, 2, 3(p.96, 98, 100)과 함께 하면 더욱 효과적이다.

Ready
의자에 앉는다.

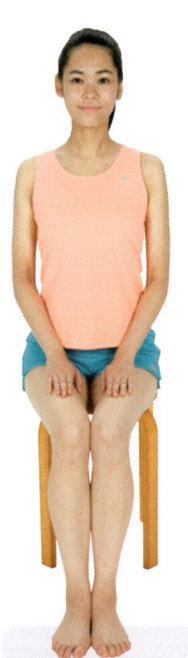

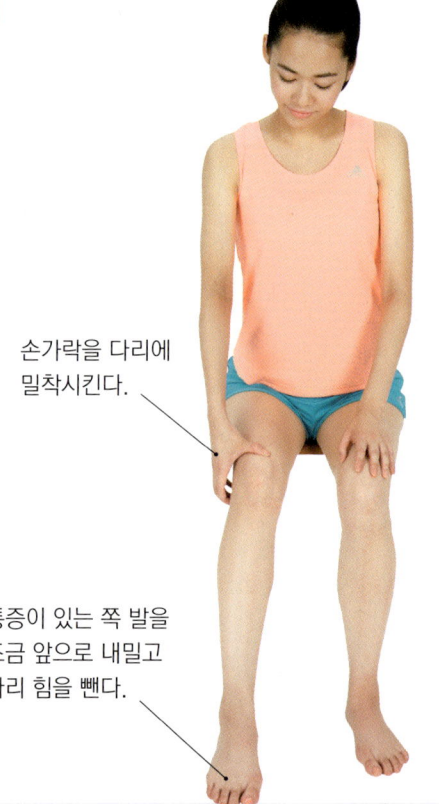

손가락을 다리에 밀착시킨다.

통증이 있는 쪽 발을 조금 앞으로 내밀고 다리 힘을 뺀다.

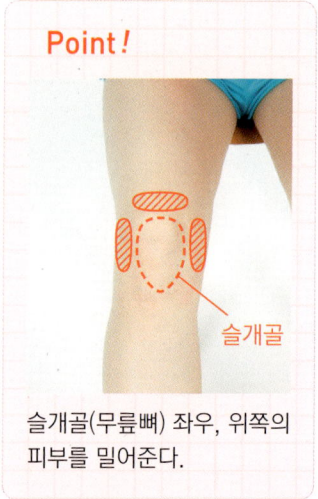

Point !

슬개골

슬개골(무릎뼈) 좌우, 위쪽의 피부를 밀어준다.

1 통증이 있는 쪽 무릎 조금 위에 손을 얹는다.

무릎 통증 part 5

Point!
손가락을 세우거나 엄지 끝으로 세게 문지르지 않도록 주의한다. 손가락을 다리에 밀착시켜서 팔 전체를 이용해서 피부를 밀어준다.

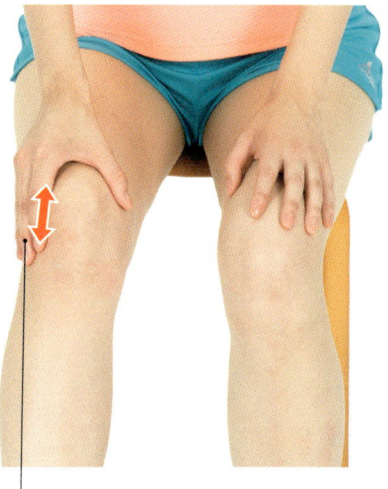

검지와 가운데손가락을 이용해서 밀어준다. 이때 손가락을 세우지 않는다.

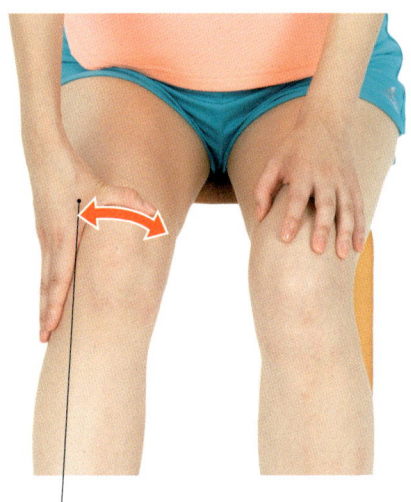

엄지로 밀어준다.

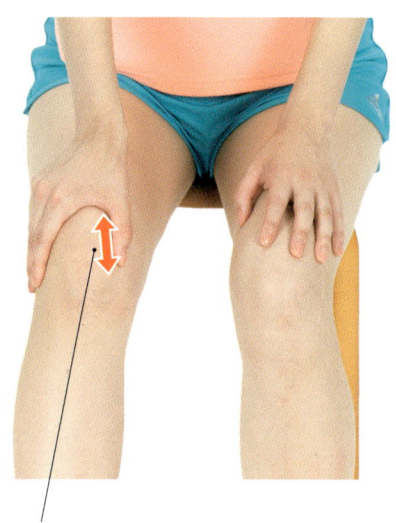

엄지로 밀어준다. 이때 손가락을 세우지 않는다.

2 무릎 위의 피부를 좌우로 반복해서 밀어준다.

3 무릎 바깥쪽 피부를 아래위로 반복해서 밀어준다.

4 무릎 안쪽 피부를 아래위로 반복해서 밀어준다.

통증유형 4
무릎 아래쪽이 아프다

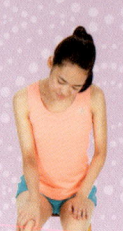

이완 부위

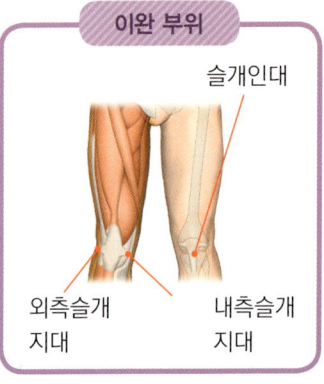

슬개인대
외측슬개지대
내측슬개지대

무릎 아래쪽의 통증은 무릎을 지탱하는 슬개인대와 내·외측 슬개지대 주변의 유착 및 비후(肥厚 어떤 부위가 부어서 두꺼워지는 현상)가 원인이다. 무릎 통증 해소법 1, 2, 3(p.96, 98, 100) 방법으로 풀어준 후에 이 부위를 이완시키면 더욱 효과가 좋다.

Ready
의자에 앉는다.

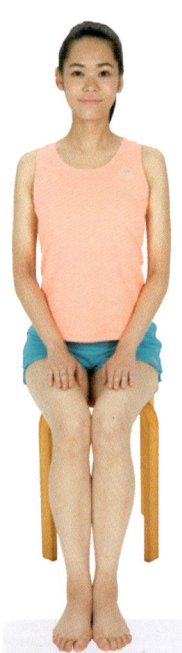

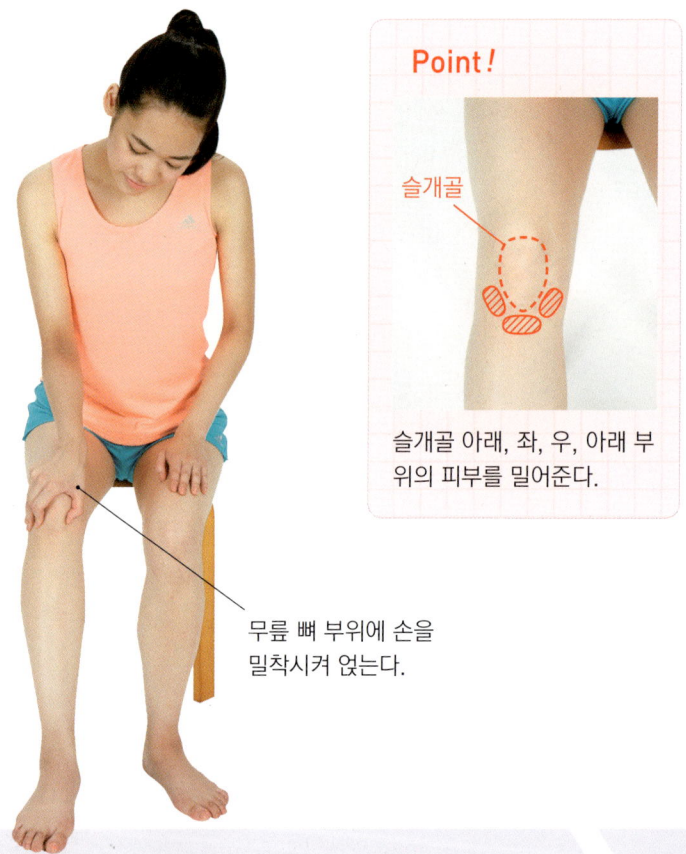

Point!
슬개골

슬개골 아래, 좌, 우, 아래 부위의 피부를 밀어준다.

무릎 뼈 부위에 손을 밀착시켜 얹는다.

1 통증이 있는 다리의 무릎 뼈 위에 손을 얹는다.

무릎 통증 part 5

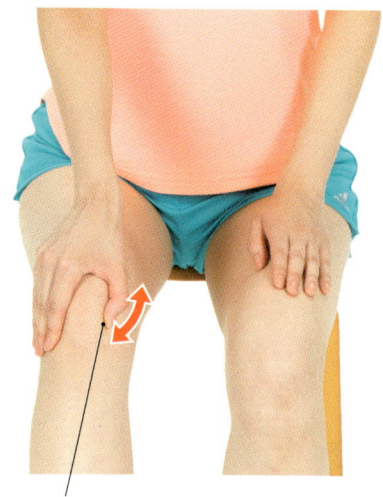

엄지를 이용해서 무릎 뼈 안쪽을 따라서 피부를 아래위로 밀어준다.

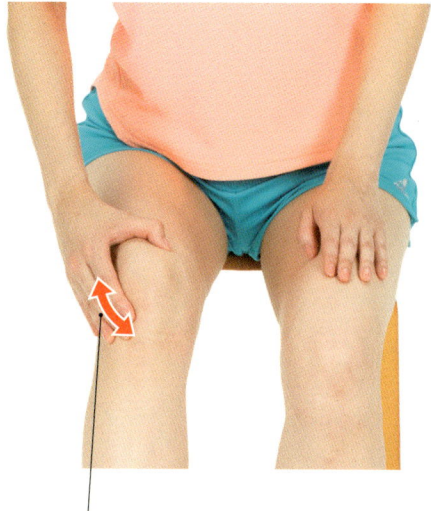

둘째손가락과 가운데손가락으로 무릎 뼈 바깥 부분을 따라서 피부를 아래위로 밀어준다.

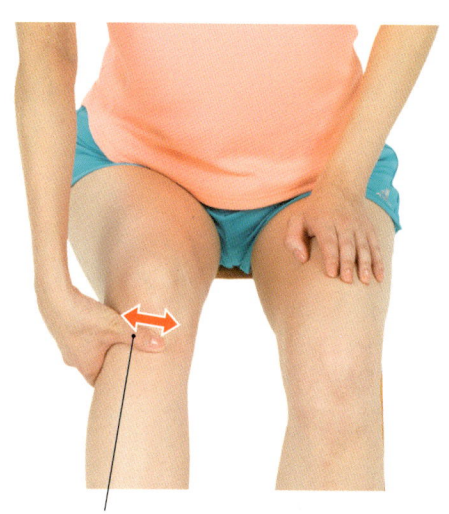

엄지를 무릎 뼈 아래쪽에 놓고 피부를 좌우로 밀어준다.

2 무릎 뼈 바깥쪽 피부를 아래위로 반복해서 밀어준다.

3 무릎 뼈 안쪽의 피부를 아래위로 반복해서 밀어준다.

4 무릎 뼈 바로 아래 피부를 좌우로 반복해서 밀어준다.

통증유형 5

무릎 옆쪽이 아프다

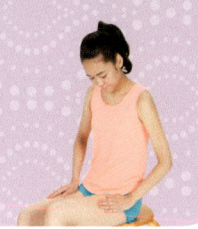

이완 부위

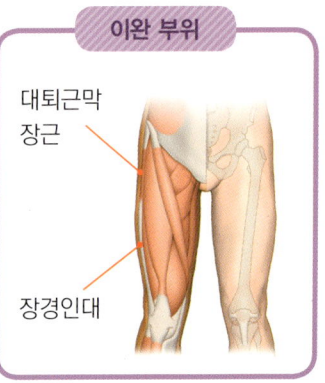

- 대퇴근막장근
- 장경인대

마라톤이나 조깅을 하는 사람들에게 많이 나타나는 증상으로, 일명 러너무릎(runner's knee 腸脛靭帶炎)이라고도 불린다. 무릎 통증 해소법 2, 3(p.98, 100)으로 풀어준 후에 허벅지 바깥쪽 근막을 풀어준다.

Ready
의자에 앉는다.

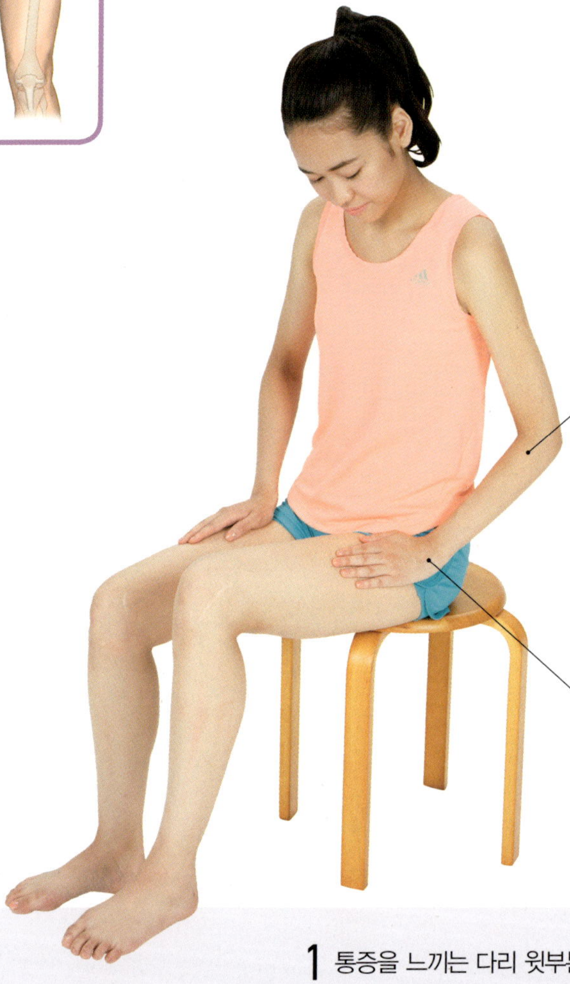

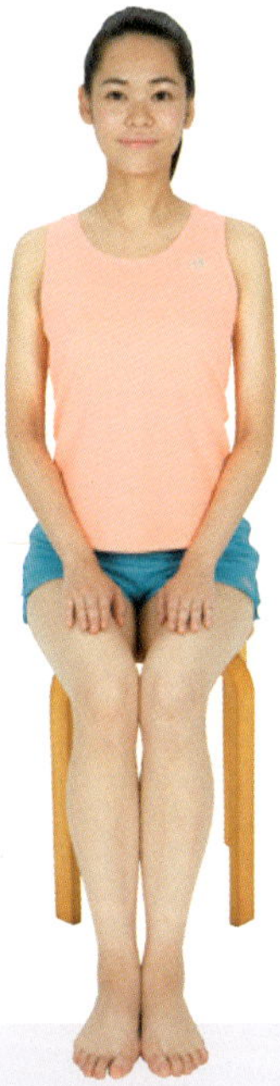

팔꿈치를 구부린 상태에서 밀어준다.

손을 허벅지에 밀착시킨다.

1 통증을 느끼는 다리 윗부분에 손을 얹는다.

무릎 통증 part 5

오른쪽 무릎에 장경인대염 증상이 나타날 경우

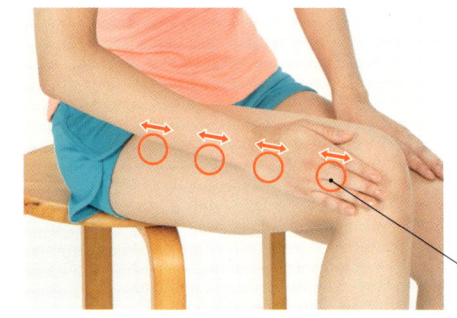

오른쪽 무릎에 장경인대염 증상이 나타날 때는 오른 발을 조금 앞으로 내밀고 다리 위 바깥쪽에서 무릎 바깥쪽까지 피부를 밀면서 내려온다.

오른손을 이용해서 무릎 바깥쪽까지 밀어준다.

Point!

이 부위는 다른 곳과 비교해서 반응 속도가 느리므로 기분 좋은 자극을 느끼면서 꼼꼼하게 풀어준다.

고관절 바깥쪽에서 무릎 바깥쪽까지 네 부위로 나누어서 밀어준다. 정강뼈 결절 부위까지 밀어준다.

손을 살짝 갖다 대기만 하고 힘은 주지 않는다. 팔 전체, 특히 팔꿈치를 이용해서 밀어준다.

정강뼈 결절

2 피부를 허벅지와 평행으로 만들어 반복적으로 밀어준다.

통증유형 6
가부좌를 틀면 무릎 안쪽이 아프다

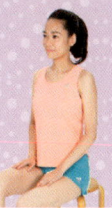

이완 부위

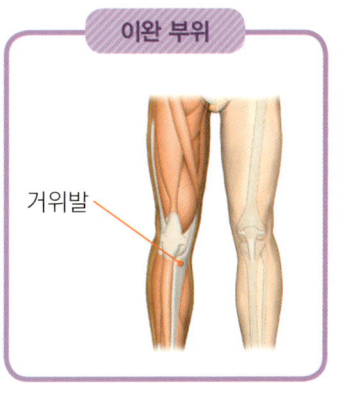

거위발

가부좌를 틀었을 때 무릎 안쪽이 아픈 것은 거위발(鵞足) 부위의 근막 유착이 원인이다. 거위발 주변의 근막을 풀어주면 통증이 줄어든다.

Ready
의자에 앉는다.

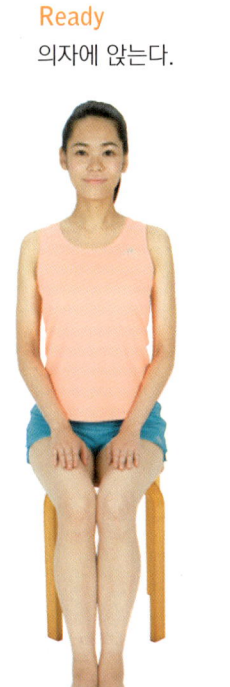

거위발 주변을 풀어준다.

거위발

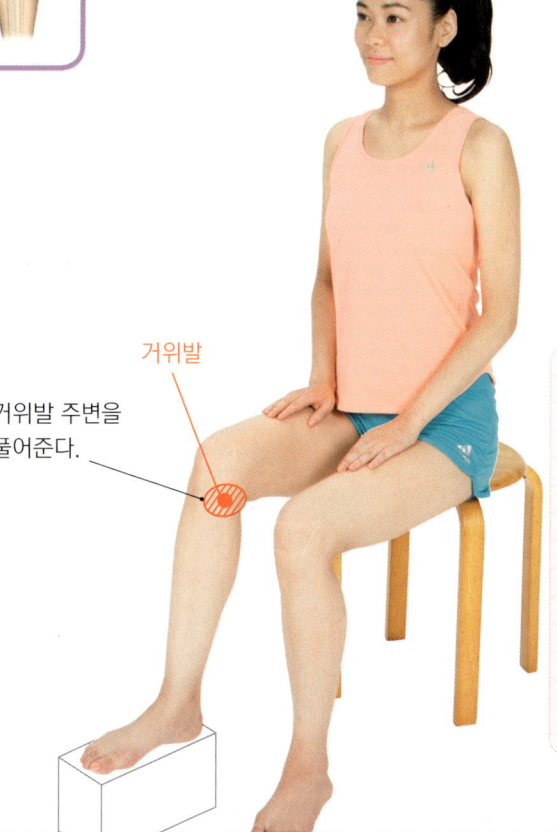

Point!

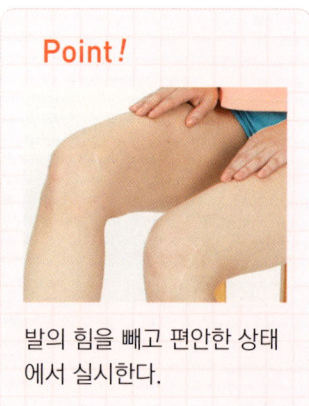

발의 힘을 빼고 편안한 상태에서 실시한다.

1 통증을 느끼는 발을 조금 앞으로 내밀어 받침대 위에 올려놓는다.

무릎 통증 part 5

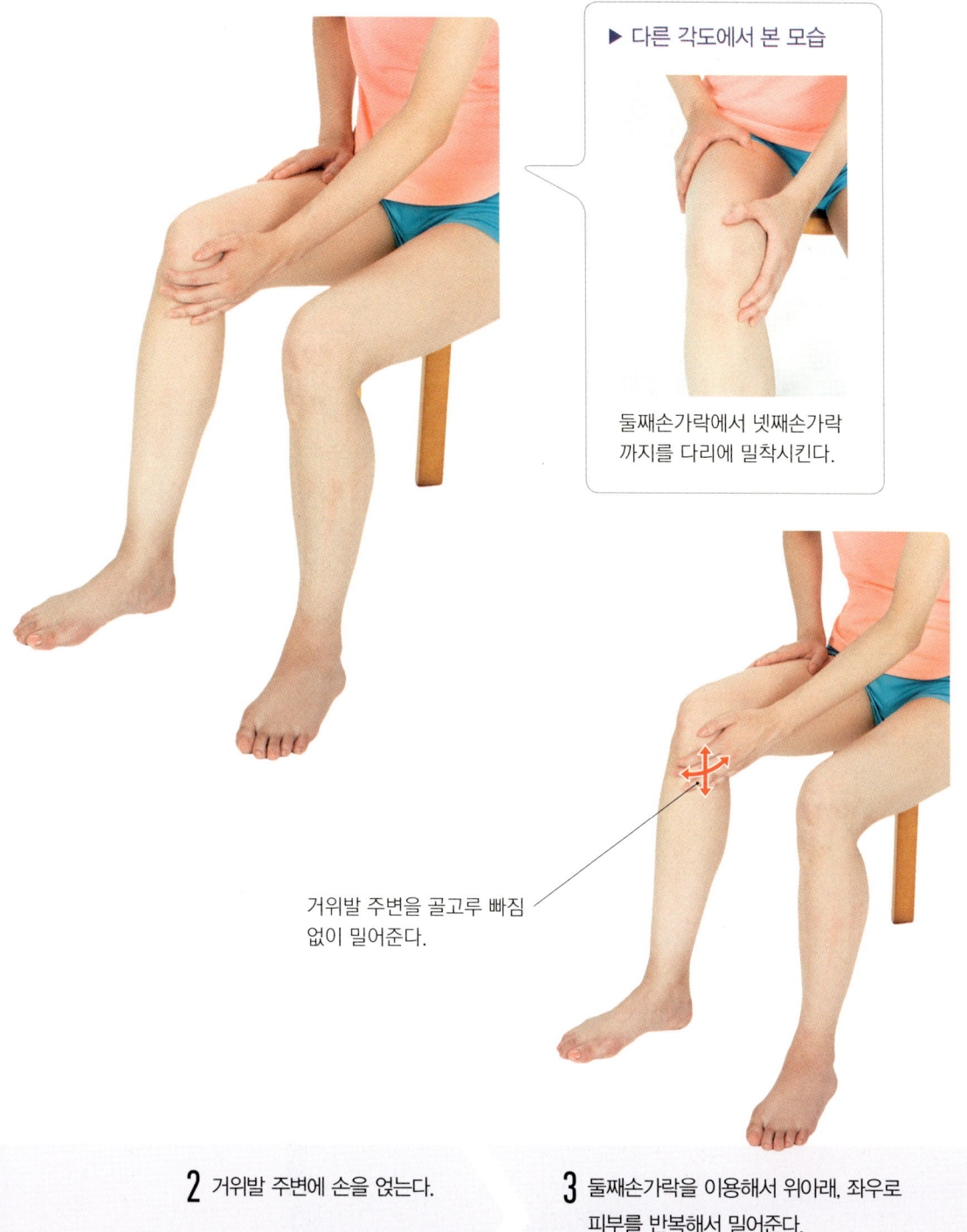

▶ 다른 각도에서 본 모습

둘째손가락에서 넷째손가락까지를 다리에 밀착시킨다.

거위발 주변을 골고루 빠짐없이 밀어준다.

2 거위발 주변에 손을 얹는다.

3 둘째손가락을 이용해서 위아래, 좌우로 피부를 반복해서 밀어준다.

Column   일상생활 속에서 통증 해소하기 ④

무릎 통증

무릎이 아픈 이유는 나이가 들면서 관절의 변형 및 연골의 마모라고 생각하기 쉬운데, 사실 많은 경우가 근막의 이상 때문이다. 따라서 연골 재생을 위해 영양제를 먹는 대신 생활습관을 고치는 것만으로 통증을 개선시킨 사례가 많다.

좌식생활을 하게 되면 아무래도 생활의 많은 부분을 앉아서 지내는 일이 많다. 이로 인해 대퇴부 주변 근막에 부담이 커지는데 생활환경을 입식으로 바꾸는 것만으로도 부담을 덜 수가 있다.

또한 장시간 서서 일을 하게 되면 대퇴부의 근막이 신축성을 잃게 되므로 무릎 굽히기가 힘들어진다. 따라서 생활 속에서 굳어진 습관을 고쳐서 가급적 허벅지와 고관절 주변 근막에 부담을 주지 않는 생활을 하도록 노력하는 것이 좋다.

- ☑ 좌식생활에서 입식생활로 바꾼다.
- ☑ 장시간 서서 작업하지 않는다.
- ☑ 가급적 꿇어앉지 않는다.
- ☑ 억지로 무릎을 꿇지 않는다.
- ☑ 무릎 주변을 차게 하지 않는다.
- ☑ 갑자기 일어서거나 주저앉지 않는다.
- ☑ 걸을 때는 5cm 앞으로 발을 내민다.

Part 6

팔·손목 통증

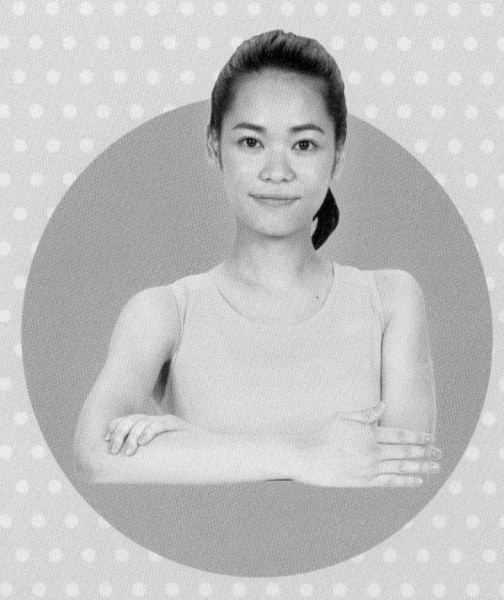

Introduction

팔과 손목의 통증은
왜 생기는 걸까?

인간의 손은 등뼈에서 견갑골, 견갑골에서 위팔(上腕), 위팔에서 앞팔(前腕), 앞팔에서 손목, 손목에서 손가락으로 마치 사슬처럼 연결되어 있다. 그것들을 연결하는 것이 바로 근막이다.
또한 팔이나 손목의 통증도 근막의 유착이나 변형에 의해 유발된다. 가령 컴퓨터의 키보드나 마우스 조작 등으로 손목을 혹사시키면 손목 주변의 근육이나 힘줄이 유착되어 손목과 손가락의 연결부분에 통증이 생긴다. 또한 골프나 테니스처럼 손목을 꺾는 동작을 자주 반복 하다보면 팔꿈치 주변 근막이 변형을 일으켜서 팔꿈치 바깥쪽에 통증을 유발한다.
이러한 통증은 유착된 근막을 정상적인 상태로 되돌리면 대부분 개선된다. 단, 팔꿈치 통증은 증상을 느끼는 부분보다 근막이 유착되어 있는 부위가 광범위하게 퍼져 있기 때문에 팔 전체의 근막을 풀어줄 필요가 있다.

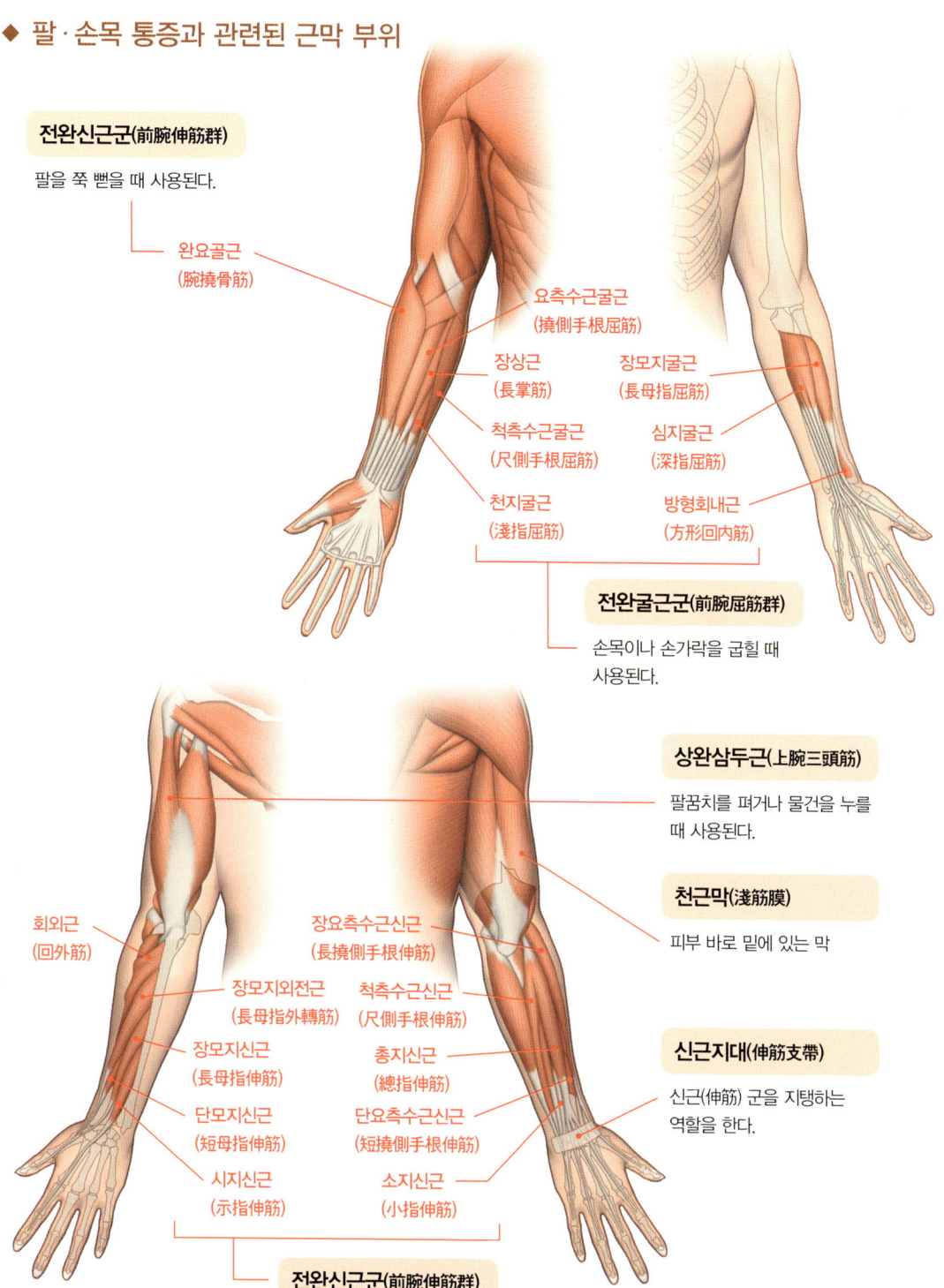

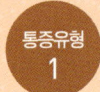

손목 주변이 아프다

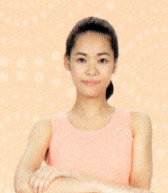

이완 부위

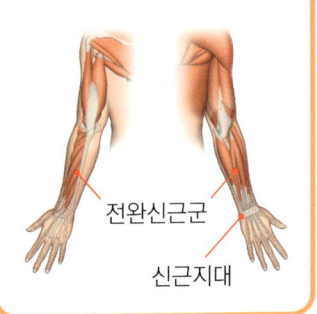

전완신근군
신근지대

손목 주변이 아픈 것은 컴퓨터 작업을 하면서 마우스를 조작할 때와 같이 손목을 혹사시킴으로써 전완신근군의 근막이나 신근지대가 유착이나 비후를 일으킨 것이 원인이다. 이 경우에는 신근지대를 중심으로 팔 전체의 근막을 풀어주는 것이 좋다.

Ready
테이블 위에 통증이 있는 팔을 가로로 올린다.

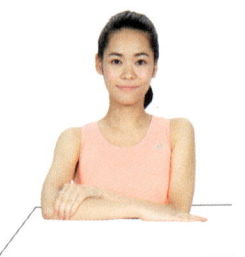

Point !

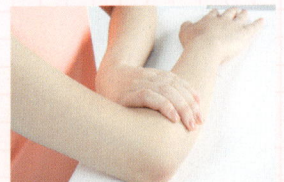

팔을 감싸듯이 해서 손을 잡고 근막을 이완시킨다.

1 테이블 위에 얹어 놓은 팔꿈치 주변에 반대편 팔을 얹는다.

팔·손목 통증 Part 6

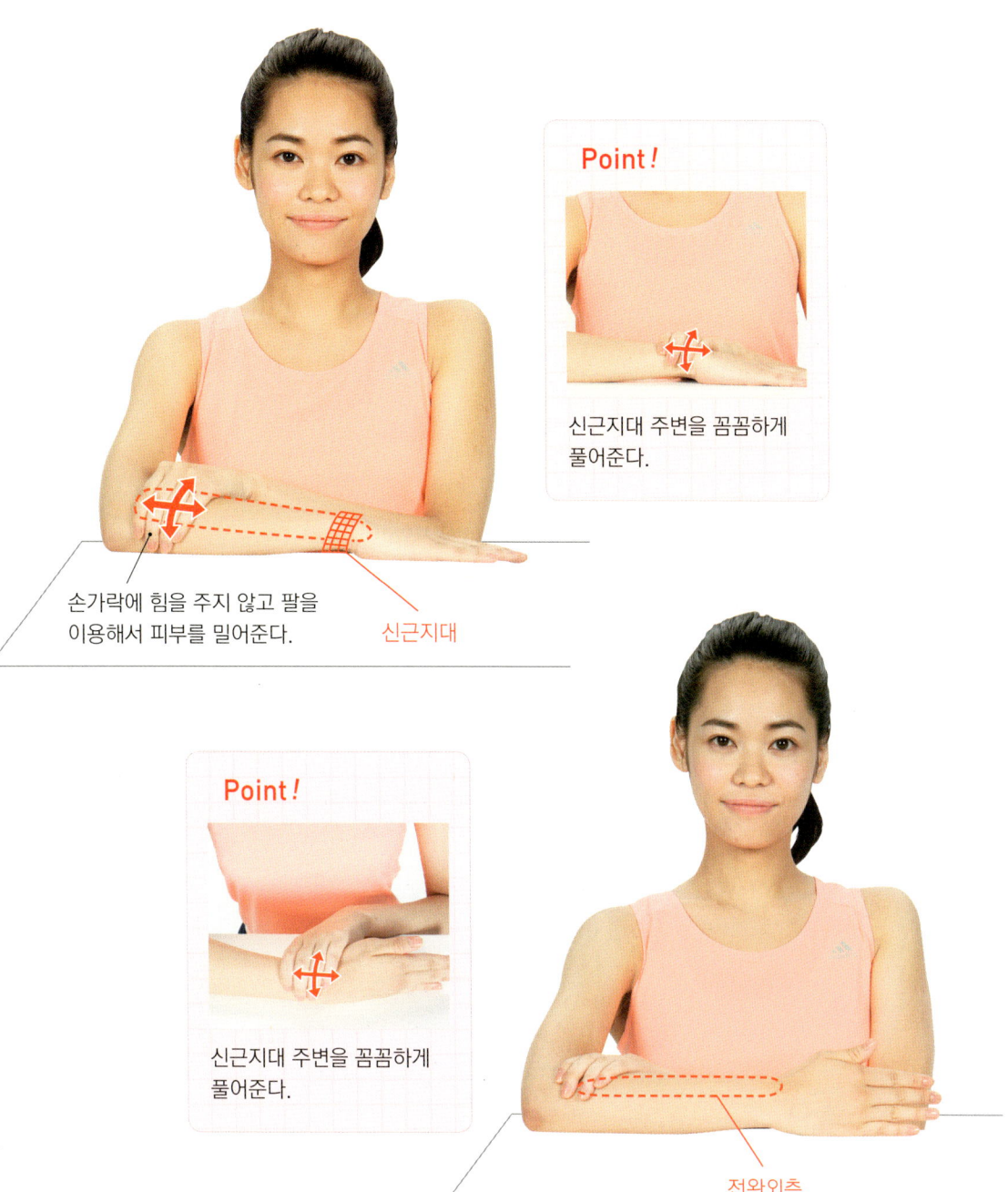

Point!

신근지대 주변을 꼼꼼하게 풀어준다.

손가락에 힘을 주지 않고 팔을 이용해서 피부를 밀어준다.

신근지대

Point!

신근지대 주변을 꼼꼼하게 풀어준다.

전완외측

2 피부를 상하좌우로 밀어준다. 서서히 부위를 이동시켜 신근지대까지 실시한다.

3 이번에는 손을 세워서 전완외측부의 피부를 상하좌우로 반복해서 밀어준다.

통증유형 2

물건을 집을 때 팔이 아프거나 당긴다

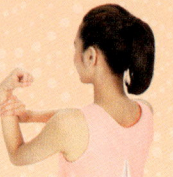

이완 부위

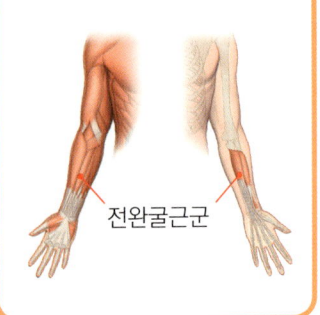

전완굴근군

손목을 꺾거나 물건을 집을 때 사용하는 전완굴근군의 근막에 유착이 생기면 주먹을 쥐는 것만으로도 통증을 느낄 수 있다. 원인이 되는 전완굴근군의 근막을 풀어준다.

Ready
통증이 있는 팔꿈치를 테이블 위에 올린다. 가볍게 주먹을 쥐고 손목을 안쪽으로 접는다.

Point!
손바닥을 손목으로 밀착시킨 상태로 근막을 이완시킨다.

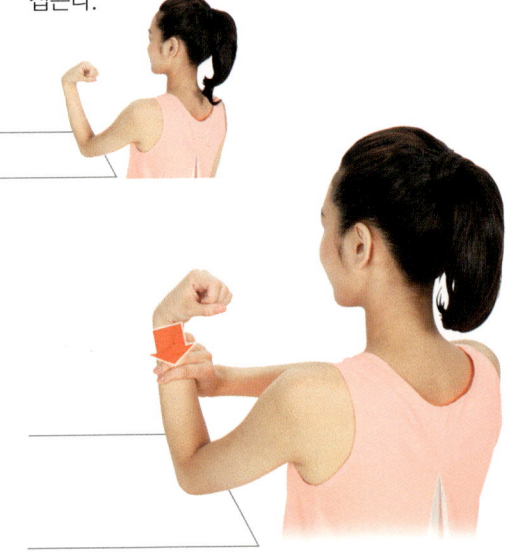

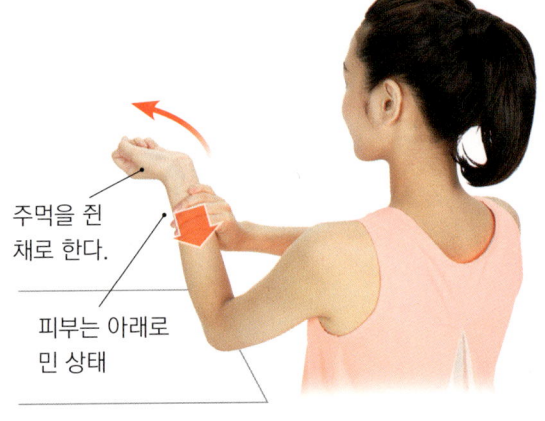

주먹을 쥔 채로 한다.

피부는 아래로 민 상태

1 반대쪽 손으로 팔을 감싸 쥐고 피부를 아래쪽으로 밀어준다.

2 1의 상태로 손목을 뒤로 젖힌다.

팔·손목 통증 Part 6

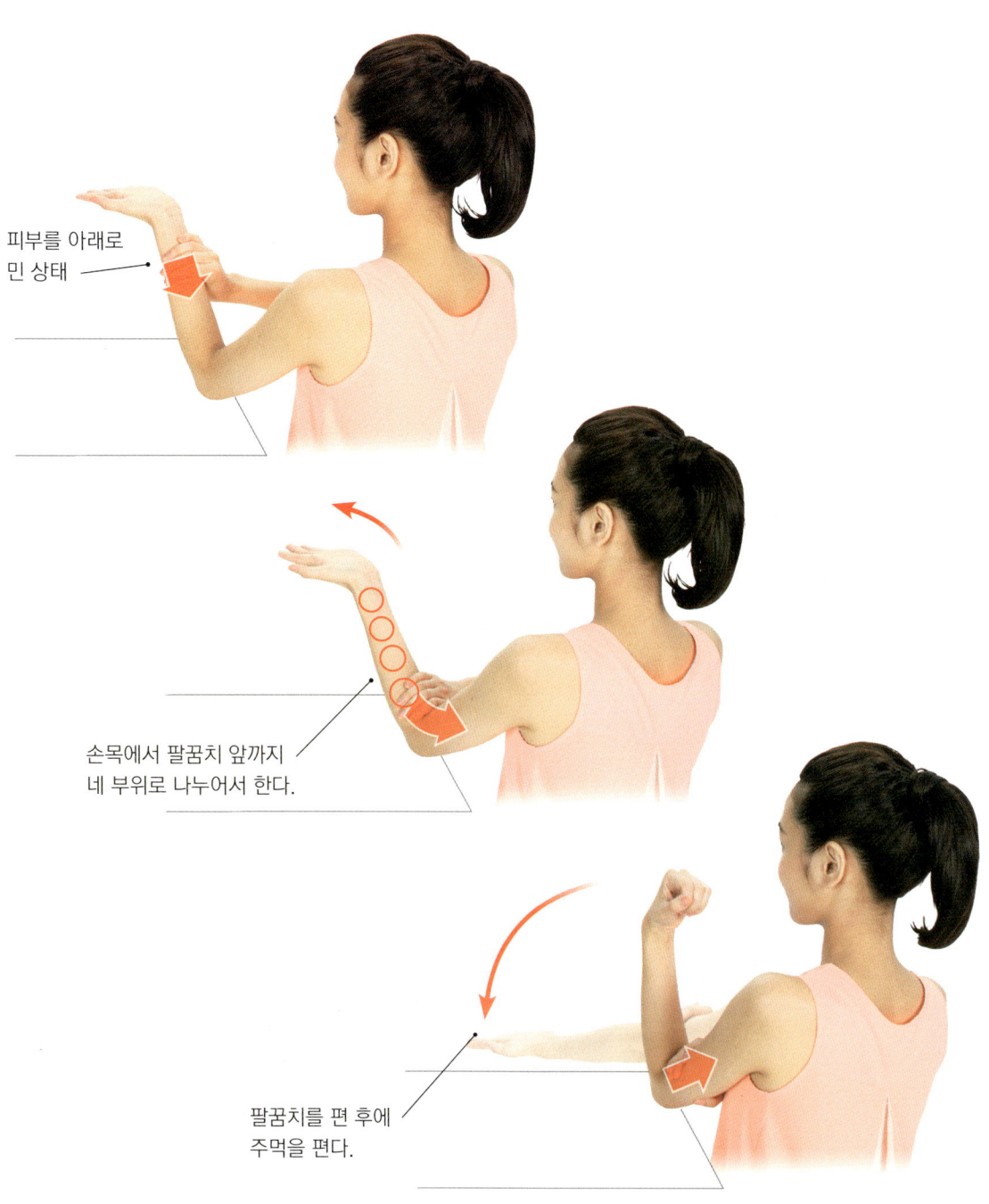

피부를 아래로
민 상태

손목에서 팔꿈치 앞까지
네 부위로 나누어서 한다.

팔꿈치를 편 후에
주먹을 편다.

3 주먹 쥔 손을 편다. 5초

4 부위를 조금씩 이동시켜 1~3을 반복해서 실시한다.

5 팔꿈치보다 윗부분은 피부를 어깨 쪽 방향으로 비틀면서 팔꿈치를 편다.

통증유형 3
팔꿈치 바깥쪽이 아프다

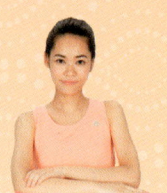

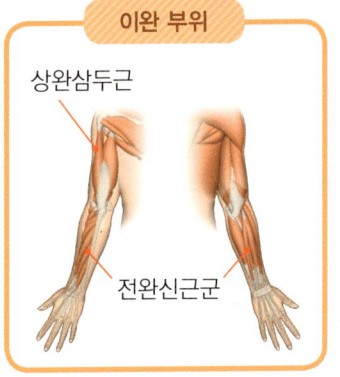

이완 부위
- 상완삼두근
- 전완신근군

테니스나 골프처럼 손목을 바깥쪽으로 꺾는 동작을 자주하게 되면 팔꿈치 바깥쪽에 통증이 올 수 있다. 팔 바깥쪽 근막을 골고루 풀어주면서 팔꿈치 바깥 통증을 해소하는 것이 좋다.

Ready
통증이 있는 팔을 옆으로 해서 테이블 위에 올린다.

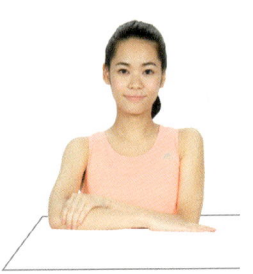

Point!
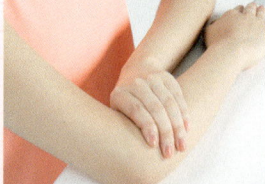
손을 팔에 밀착시킨 상태로 이완시킨다.

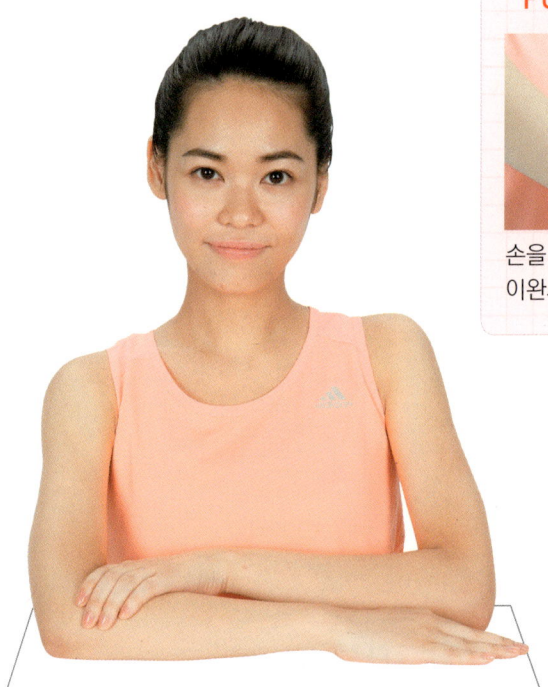

1 반대쪽 손을 통증이 있는 팔꿈치 주변에 얹는다.

팔 · 손목 통증 Part 6

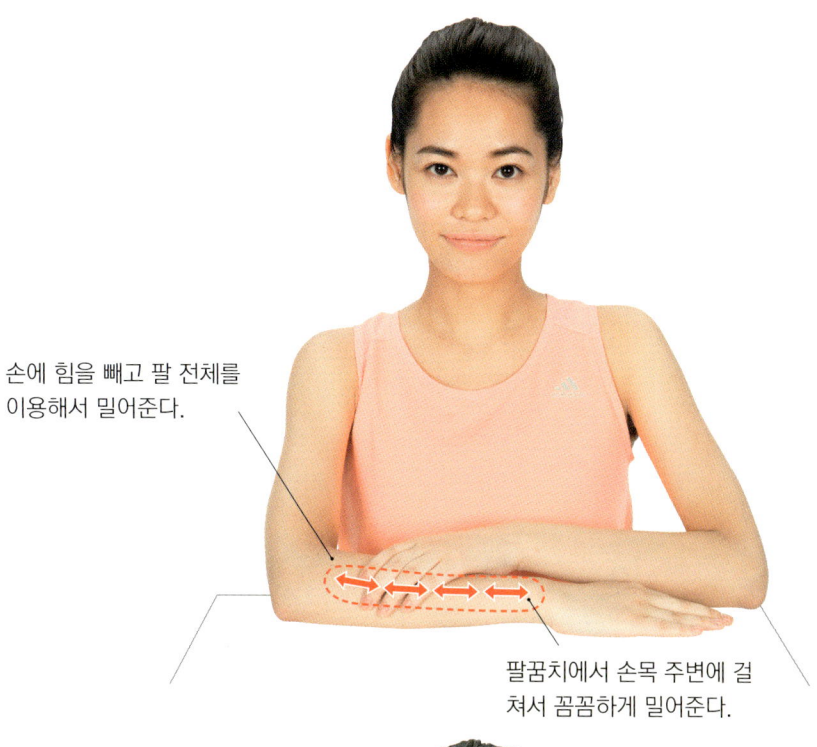

손에 힘을 빼고 팔 전체를 이용해서 밀어준다.

팔꿈치에서 손목 주변에 걸쳐서 꼼꼼하게 밀어준다.

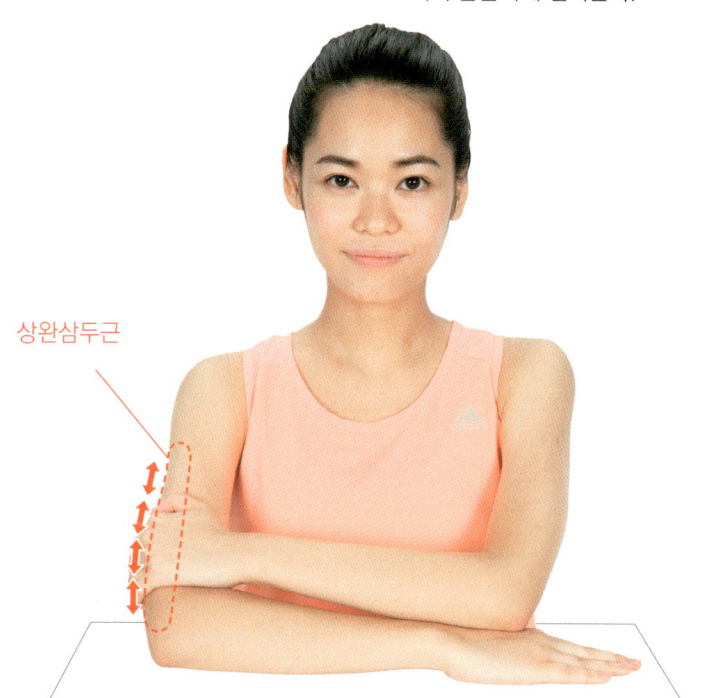

상완삼두근

2 팔과 평행으로 피부를 반복해서 밀어준다.　　**3** 상완삼두근 주변도 똑같이 한다.

통증유형 4

팔 안쪽이 당긴다

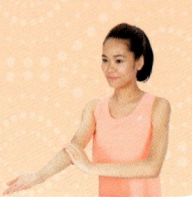

이완 부위

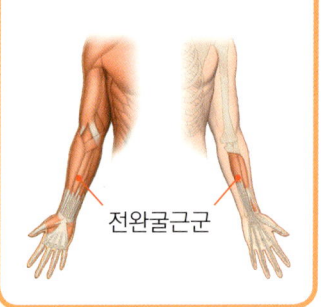

전완굴근군

팔 안쪽 근막을 혹사시키면 팔 안쪽이 당기게 된다. 이 경우에는 팔 안쪽 근막을 구석구석까지 풀어주면 당김이 해소된다.

Point!

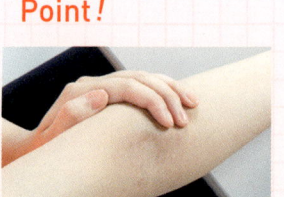

손을 팔에 밀착시킨 상태에서 이완시킨다.

Ready

통증이 있는 팔을 손바닥이 위로 향하게 하여 테이블 위에 올린다.

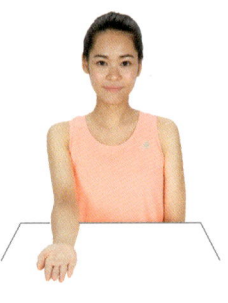

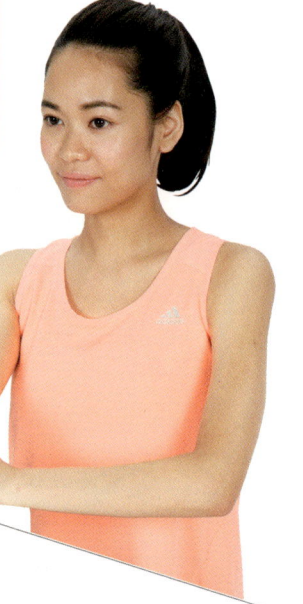

1 반대편 손을 통증이 있는 팔꿈치에 얹는다.

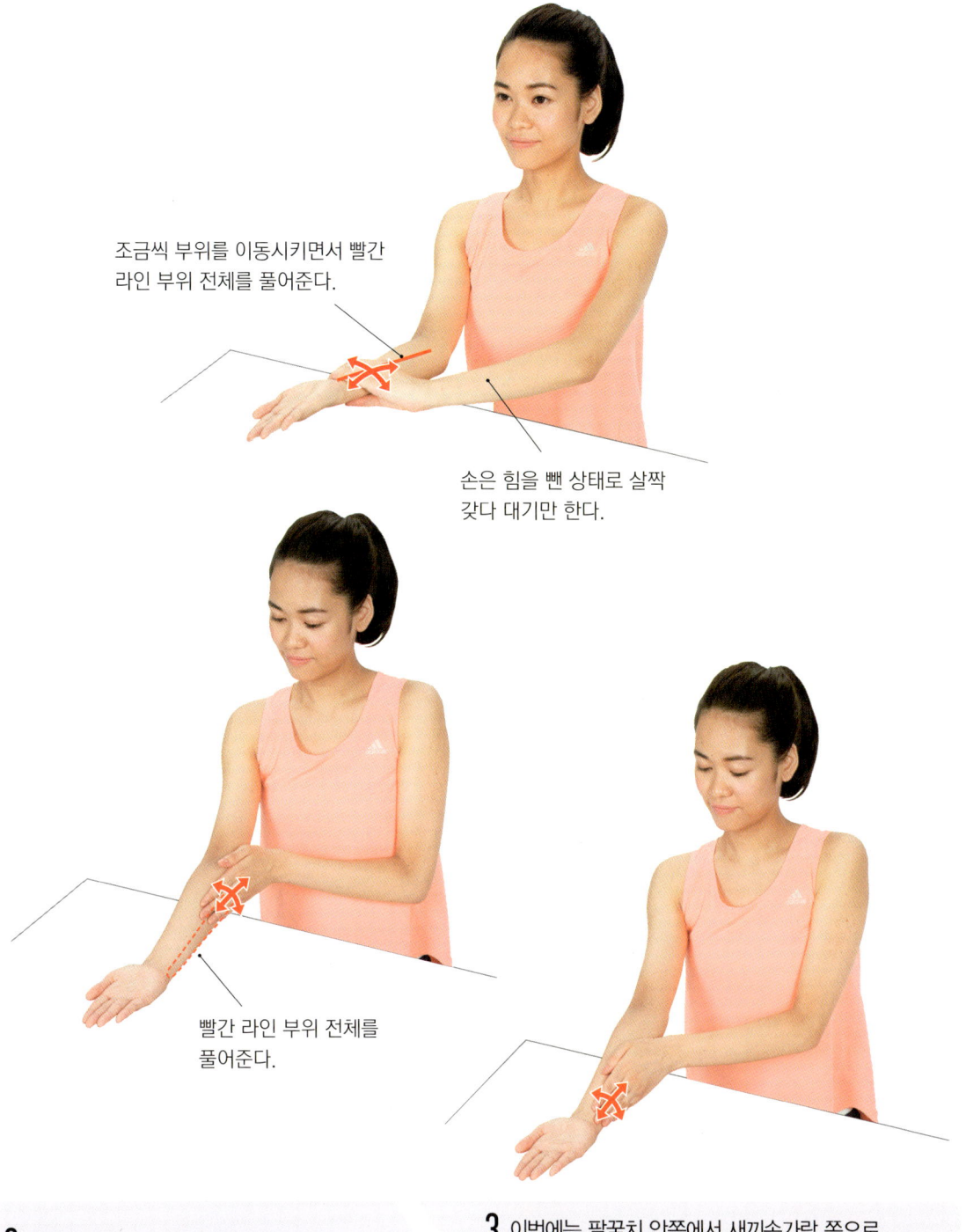

조금씩 부위를 이동시키면서 빨간 라인 부위 전체를 풀어준다.

손은 힘을 뺀 상태로 살짝 갖다 대기만 한다.

빨간 라인 부위 전체를 풀어준다.

2 팔꿈치 안쪽에서 엄지 윗부분에 걸쳐서 피부를 전후좌우로 반복해서 밀어준다.

3 이번에는 팔꿈치 안쪽에서 새끼손가락 쪽으로 이동시키면서 피부를 전후좌우로 반복해서 밀어준다.

4 손목 안쪽까지 밀어준다.

손 붓는 증상 없애기

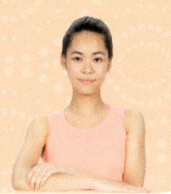

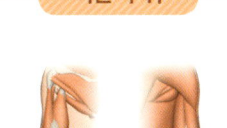
이완 부위

손이 붓거나 손가락 첫번째 마디가 굵어지는 이른바 헤버덴 결절(Heberden's nodes)의 경우는 팔에서 손가락 끝에 걸쳐서 골고루 근막 이완을 시켜준다.

천근막
신근지대

Ready
통증이 있는 팔을 테이블 위에 옆으로 올린다.

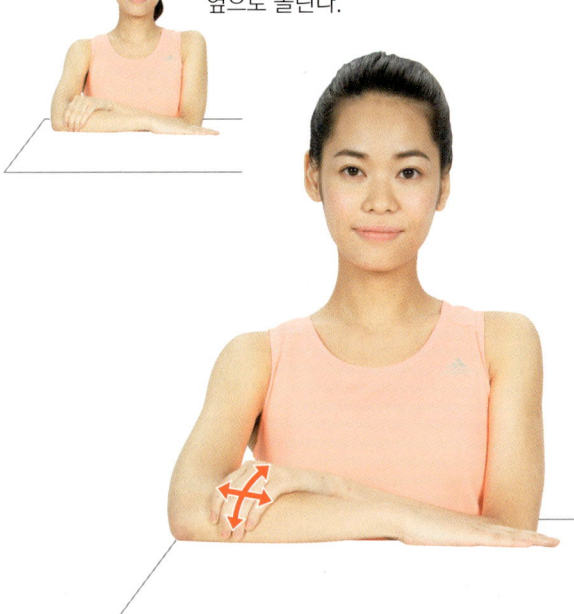

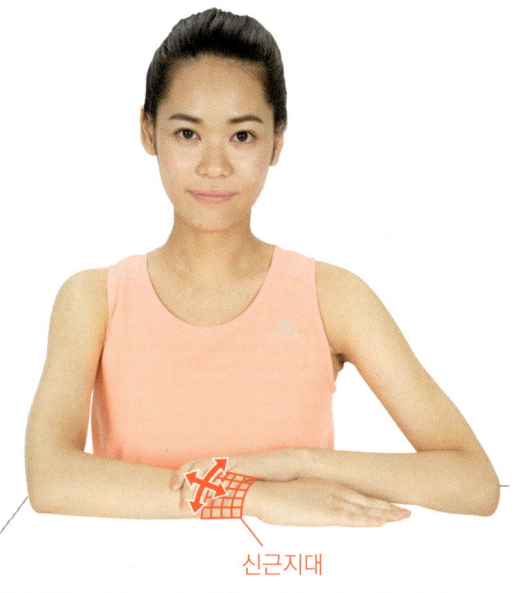

신근지대

1 테이블 위에 올린 팔꿈치 주변에 반대쪽 손을 얹어 피부를 상하좌우로 밀어준다.

2 피부를 미는 부위를 서서히 손목 방향으로 이동시켜 신근지대 주변까지 풀어준다.

팔·손목 통증 Part 6

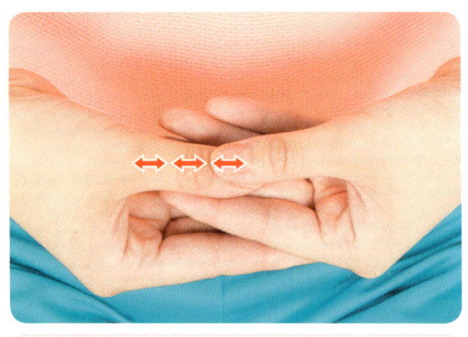

Point!
조금씩 이완 부위를 넓혀가면서 손가락 끝까지 골고루 풀어준다.

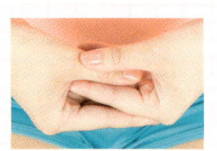

3 오른손 엄지 손톱 쪽에 왼손 엄지를 대고 피부를 앞뒤로 반복해서 밀어준다.

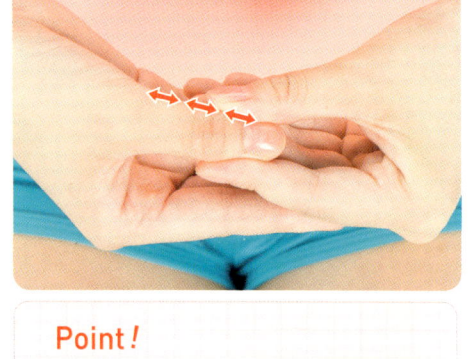

Point!
조금씩 이완 부위를 넓혀가면서 끝까지 골고루 풀어준다.

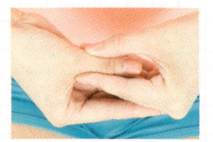

4 오른손 엄지 옆면에 왼손 엄지를 대고 피부를 앞뒤로 반복해서 밀어준다.

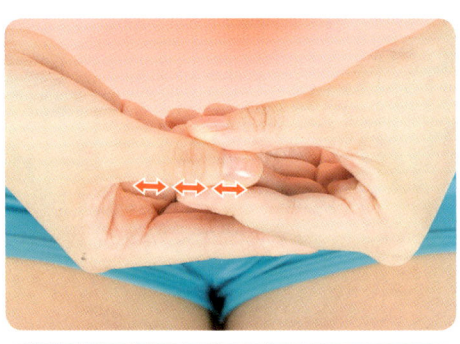

Point!
조금씩 이완 부위를 넓혀가면서 손가락 끝까지 골고루 풀어준다.

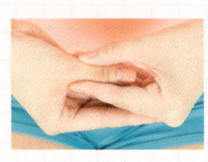

5 4와 반대쪽 옆 부분에 왼손 둘째손가락을 대고 피부를 앞뒤로 반복해서 밀어준다.

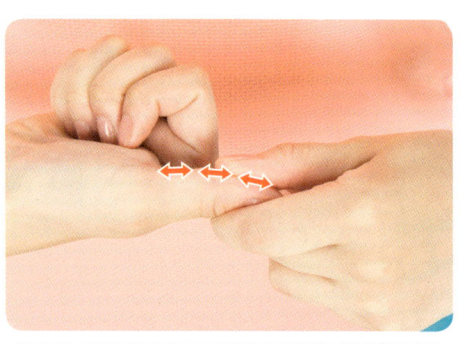

Point!
조금씩 이완 부위를 넓혀가면서 손가락 끝까지 골고루 풀어준다.

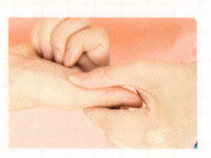

6 오른손 엄지에 왼손 엄지를 대고 피부를 앞뒤로 반복해서 밀어준다.

7 남은 손가락도 똑같이 해준다.

Column   일상생활 속에서 통증 해소하기 ❺

팔·손목 통증

물건 들어올리기, 운동을 하거나 스마트폰을 한 손으로 조작하기, 컴퓨터의 키보드나 마우스를 장시간 조작하기 등 팔은 매일 혹사당하고 있다. 그렇다고 해서 일상생활 속에서 팔을 사용하지 않고 지낼 수는 없다.

손가락이나 손목, 팔꿈치 등에 통증을 느끼는 경우는 근막 이완을 통해 통증을 완화시키고, 평소에는 팔을 지나치게 사용하지 않도록 하며 장시간 작업을 할 때는 중간중간 적당한 휴식을 취하는 등 일상의 생활 속에서 조심하는 것이 좋다.

- ☑ 반복적인 작업은 피한다.
- ☑ 적당한 휴식을 취하면서 손을 쉬게 한다.
- ☑ 휴식 중간 중간에 팔과 손목, 팔꿈치 주변 근막을 스트레칭한다.
- ☑ 팔 주변을 따뜻하게 해주고 혈액순환이 잘 되게 해준다.
- ☑ 목과 견갑골 주변의 상태를 점검한다.
- ☑ 보호대 등 임시방편으로 대처하지 말고 손을 쉬게 해준다.

Part 7

엉덩이 · 고관절 · 발목 통증

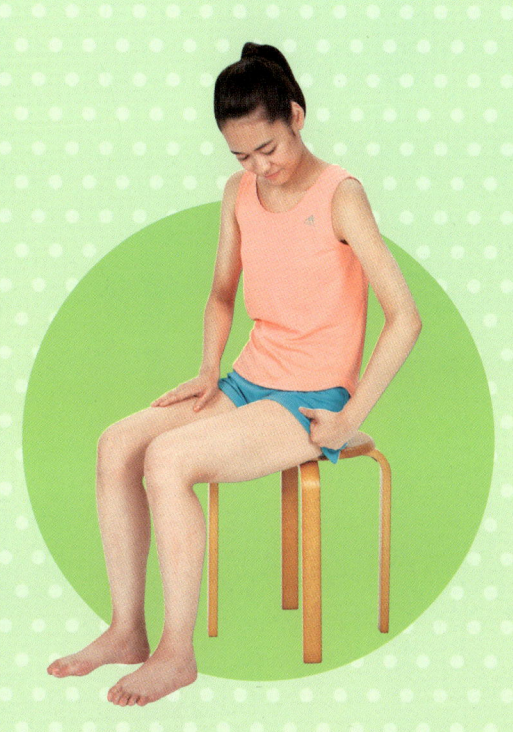

Introduction

엉덩이·고관절·발목 통증은 왜 생기는 걸까?

엉덩이와 고관절에 당기는 증세나 통증을 느끼는 것은 몸의 지지대 역할을 하는 중둔근이나 소둔근, 대퇴근막장근 주변 근막의 유착이나 변형 때문이다.
이 근막들은 여러 층으로 복잡하게 얽혀 있다.
엉덩이와 고관절 주변의 당김을 해소하기 위해서는 둔부 주변의 근막을 자극하는 것이 중요한데, 구조상 겹쳐 있기 때문에 좀처럼 반응을 느낄 수 없다는 어려움이 있다. 다른 부위에 비해서 특히 공을 들여 꼼꼼하게 풀어주는 것이 좋다.
또한 발목 주변의 통증이나 수족 냉증 같은 증상은 정강이 앞쪽이나 장딴지 근막, 힘줄을 감싸고 있는 신근지대, 아킬레스건 등의 막이 연관되어 있는 경우가 많다. 막의 유착 및 변형을 개선시켜서 통증을 해소하는 것이 좋다.

◆ 엉덩이·고관절·발목 통증과 관련된 근막 부위

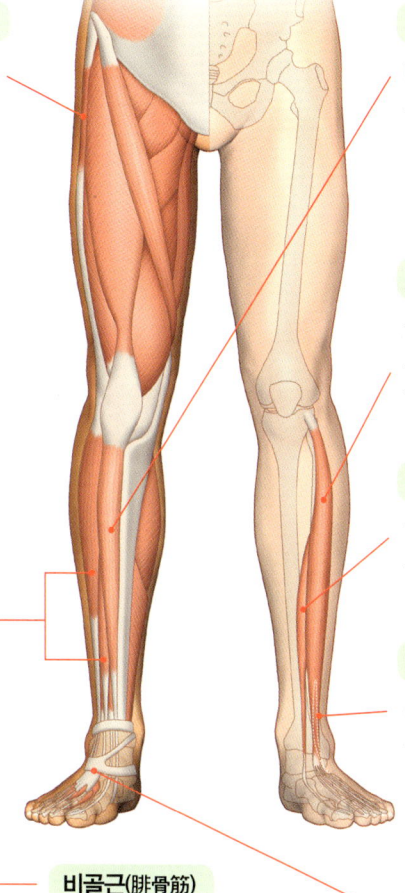

대퇴근막장근(大腿筋膜張筋)
고관절의 외선(外旋 안짱다리)을 막고 발을 앞으로 똑바로 내미는 데 사용된다.

중둔근(中臀筋)
보행 시나 똑바로 섰을 때의 골반의 안정과 다리를 바깥으로 펼 때 사용된다.

대둔근(大臀筋)
일어서거나 뛰거나 위로 도약할 때 사용된다.

전경골근(前脛骨筋)
다리 관절을 구부릴 때 사용된다.

장지신근(長趾伸筋)
둘째발가락에서 새끼발가락까지를 움직이는 데 사용된다.

장모지신근(長母趾伸筋)
엄지발가락을 움직일 때 사용된다.

제삼비골근(第三腓骨筋)
(흰색 점선 부분)
똑바로 설 때와 발목을 위로 굽힐 때 사용된다.

비골근(腓骨筋)
다리 관절을 바깥쪽으로 굽히거나 발끝을 아래로 움직일 때 사용된다.

신근지대(伸筋支帶)
신근군(伸筋群)을 지탱한다.

하퇴삼두근(下腿三頭筋)
비복근(腓腹筋)과 가자미근으로 구성되어 있다. 보행 시나 발돋움 자세를 취할 때 사용된다.

아킬레스건(腱)
하퇴삼두근을 뒤꿈치 뼈에 붙이는 데 사용된다.

엉덩이 당김 · 통증이 있다

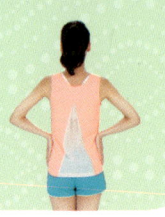

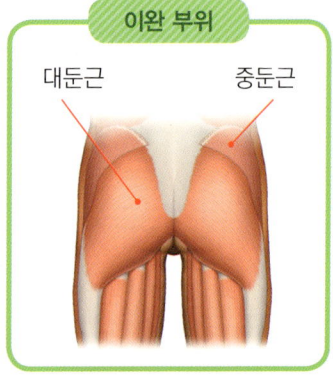

이완 부위
대둔근 중둔근

서거나 걸을 때 엉덩이 주변 근막을 사용하기 때문에 뭉치는 일이 많다. 골반 주변 근막의 유착으로 인해 허벅지 뒤쪽이나 정강이 앞과 옆, 때로는 장딴지까지 좌골신경통 같은 증상이 나타나는 경우도 있다. 엉덩이 주변에 당김이나 통증을 느끼게 되면 골반 주변 근막을 풀어준다.

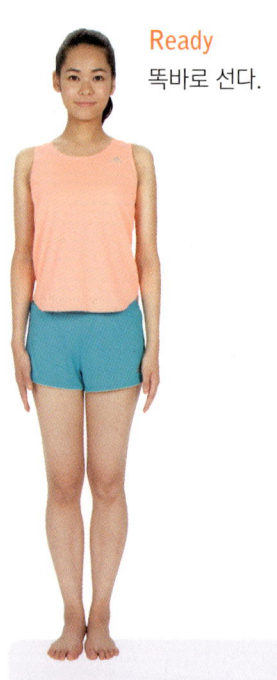

Ready
똑바로 선다.

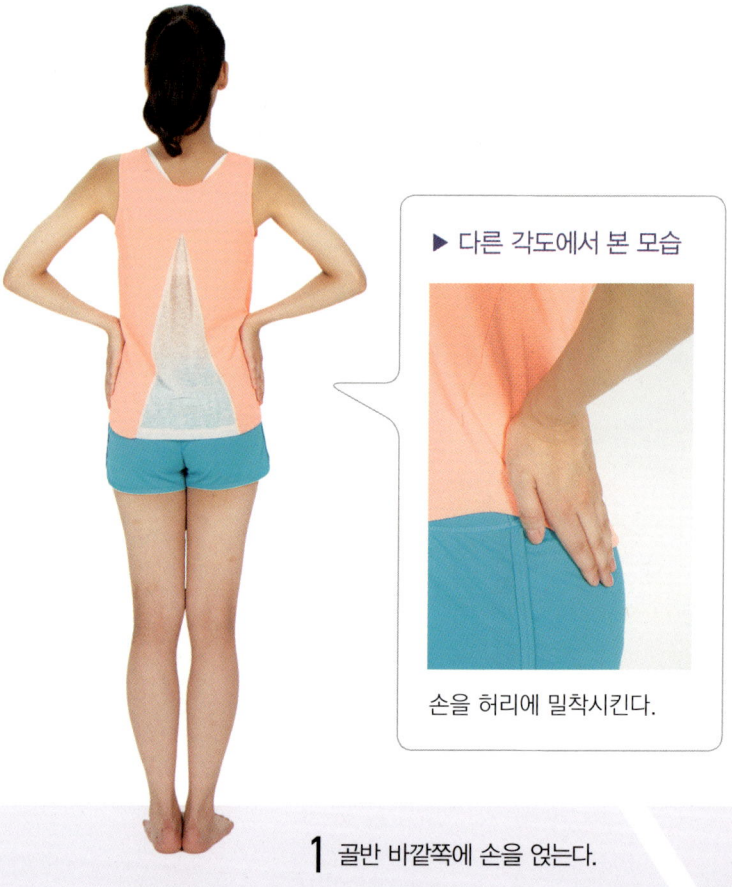

▶ 다른 각도에서 본 모습

손을 허리에 밀착시킨다.

1 골반 바깥쪽에 손을 얹는다.

엉덩이·고관절·발목 통증 **part 7**

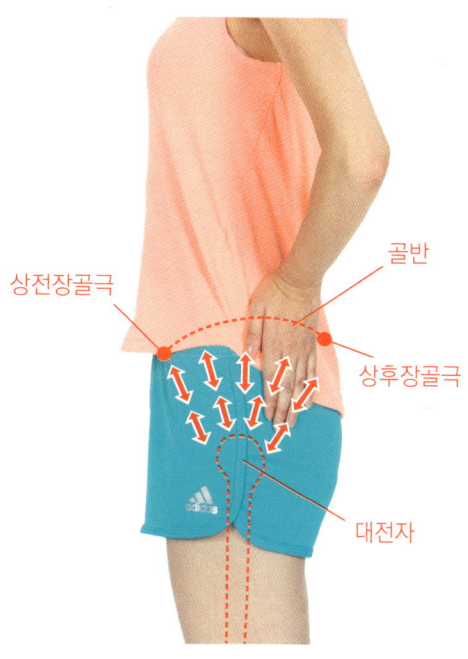

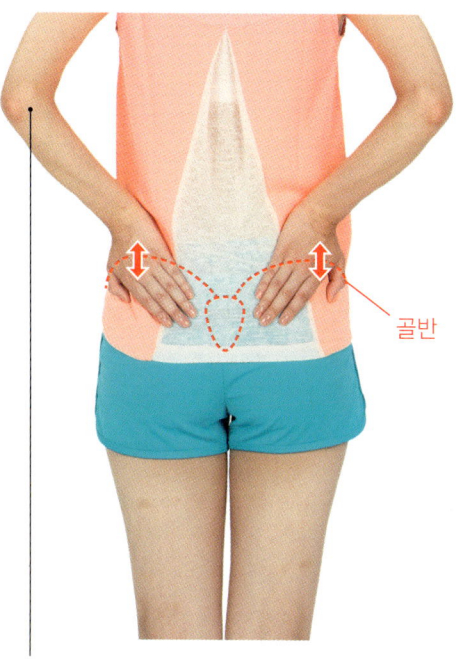

손에 힘을 빼고 팔꿈치를 이용해서 피부를 밀어준다.

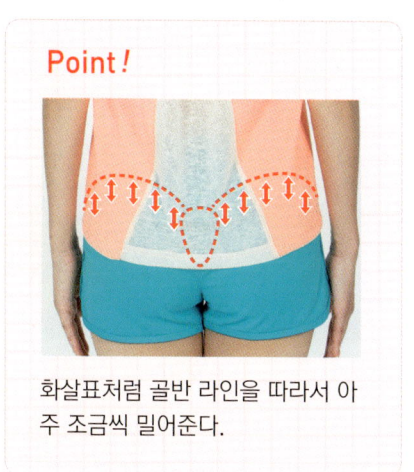

Point!

화살표처럼 골반 라인을 따라서 아주 조금씩 밀어준다.

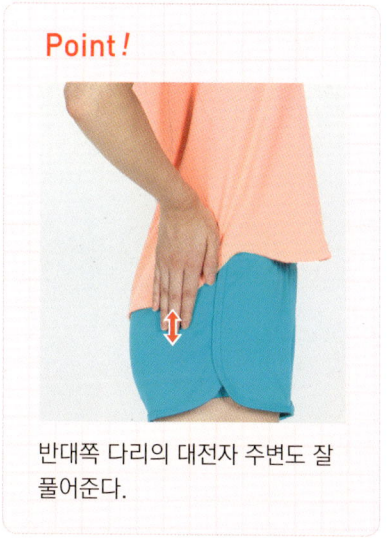

Point!

반대쪽 다리의 대전자 주변도 잘 풀어준다.

2 골반 라인을 따라서 피부를 아래위로 밀어준다.

3 두 다리의 대전자(大轉子 허벅지 맨 위의 돌기) 위쪽에 손을 얹고 주변 피부를 아래위로 밀어준다.

133

가부좌를 틀면 고관절 바깥쪽이 아프다

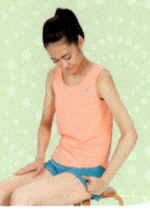

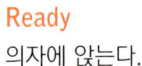

대퇴근막장근

고관절 바깥쪽에 통증을 느끼는 원인 중 하나로 허벅지의 대퇴근막장근의 뭉침(근막의 유착 및 비후)를 들 수 있다. 고관절 옆쪽 근막을 이완시켜 통증을 해소하는 것이 좋다.

Ready
의자에 앉는다.

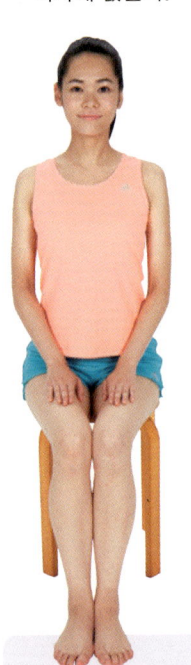

대전자

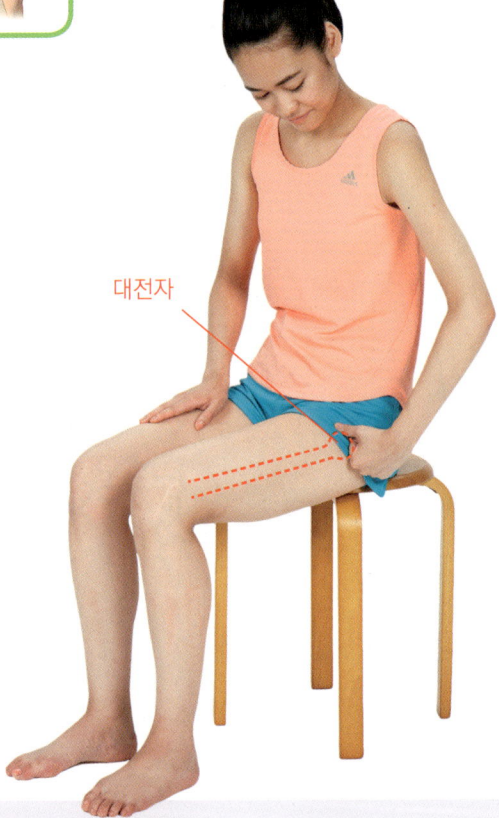

Point!

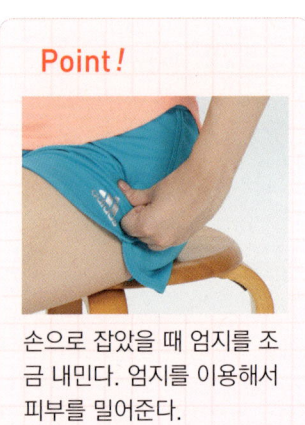

손으로 잡았을 때 엄지를 조금 내민다. 엄지를 이용해서 피부를 밀어준다.

1 대전자(허벅지 맨 위의 돌기) 조금 윗부분에 엄지를 댄다.

엉덩이 · 고관절 · 발목 통증　part 7

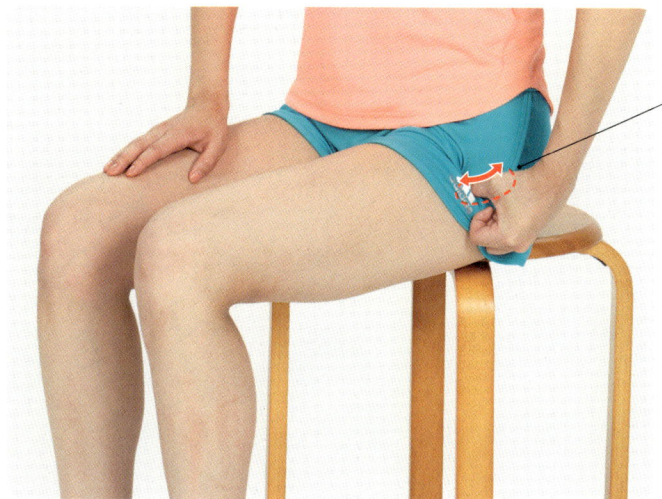

엄지를 허벅지에 건다는 느낌으로 댄다. 이렇게 해서 고관절 옆쪽 근막을 이완시킨다.

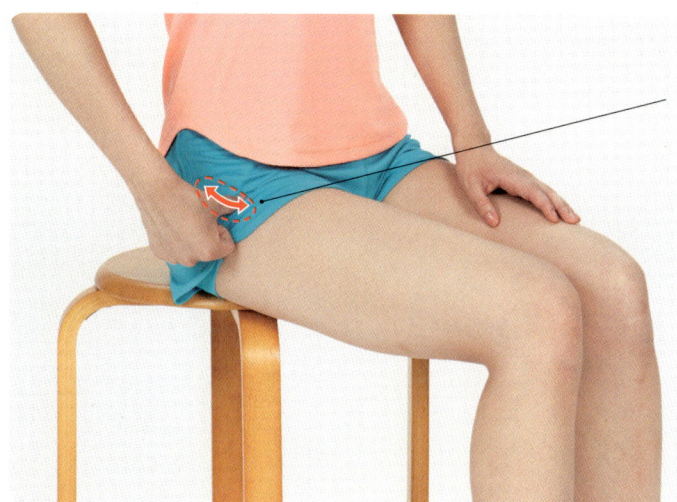

반대쪽 다리도 똑같이 엄지로 이 부분의 근막을 이완시킨다.

2 피부를 앞뒤로 반복해서 밀어준다.　　**3** 반대쪽도 똑같이 해준다.

발목이 뻐근하다

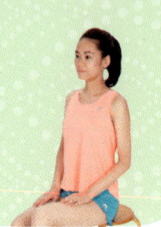

이완 부위

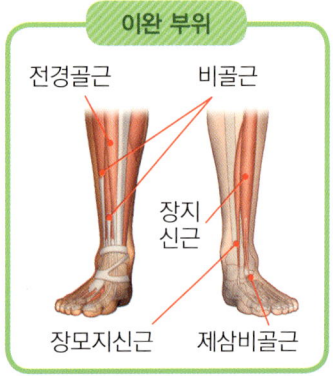

전경골근, 비골근, 장지신근, 장모지신근, 제삼비골근

걸을 때마다 체중의 부하가 걸리는 발목 주변은 특히 근막이 뭉치기 쉬운 부위다. 당기는 느낌이 들거나 통증을 느끼게 되면 발목에서 무릎에 걸쳐서 꼼꼼하게 근막을 이완시켜준다.

Ready
의자에 앉는다.

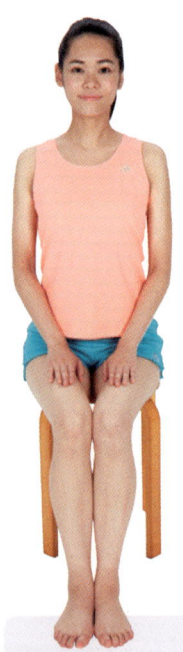

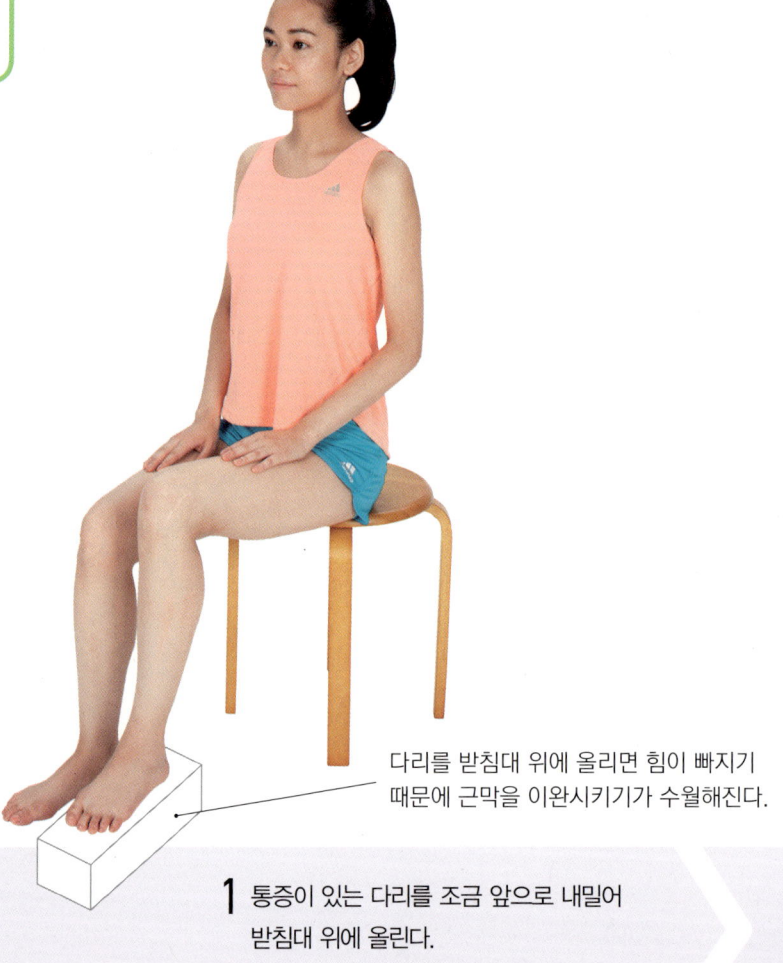

다리를 받침대 위에 올리면 힘이 빠지기 때문에 근막을 이완시키기가 수월해진다.

1 통증이 있는 다리를 조금 앞으로 내밀어 받침대 위에 올린다.

엉덩이 · 고관절 · 발목 통증　part 7

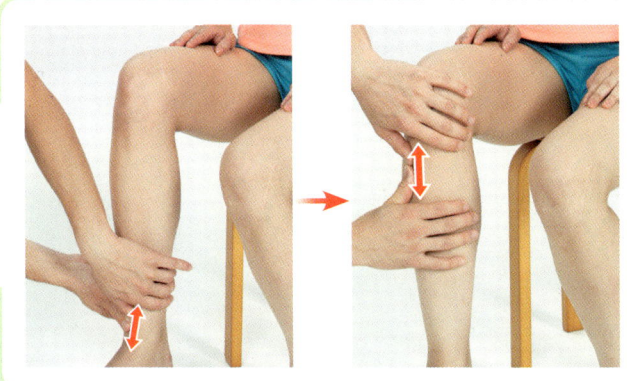

몸을 앞으로 구부릴 때 통증이 있는 경우

몸을 앞으로 구부릴 때 허리에 통증을 느끼는 사람은 혼자서 하지 않는 것이 좋다. 왼쪽 사진처럼 파트너가 통증이 있는 발의 발목에서 무릎까지의 피부를 밀어준다.

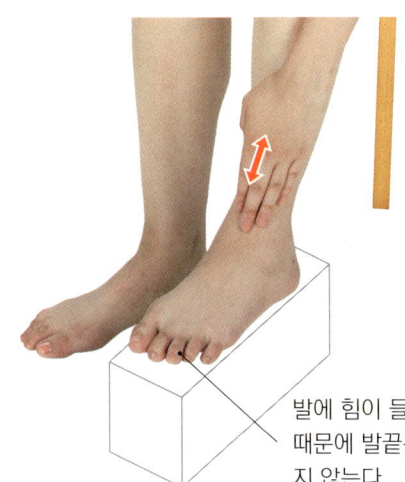

발에 힘이 들어가기 때문에 발끝은 올리지 않는다.

▶ 다른 각도에서 본 모습

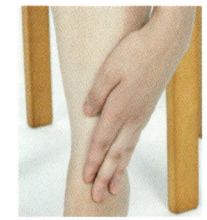

손을 다리에 밀착시킨다.

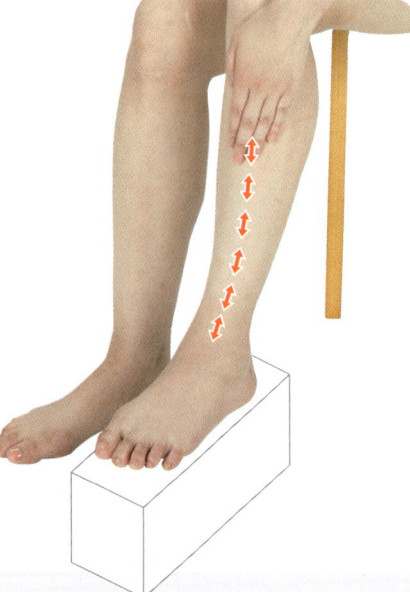

Point!

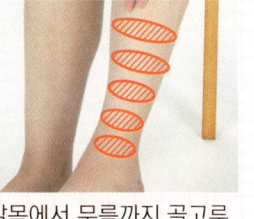

발목에서 무릎까지 골고루 이완시킨다.

2 왼쪽 발목 주변에 왼손을 얹고 피부를 아래위로 반복해서 밀어준다.

3 발목에서 무릎까지 조금씩 부위를 이동하면서 밀어준다.

복사뼈 주변이 아프다

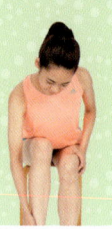

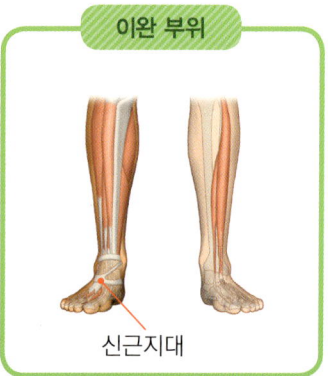

이완 부위

신근지대

발목 앞을 감싸듯이 자리하고 있는 신근지대 막에 유착 및 비후가 일어나면 복사뼈 주변에 뻐근함을 느끼게 된다. 그럴 경우에는 신근지대 막을 이완시켜준다.

Ready
의자에 앉는다.

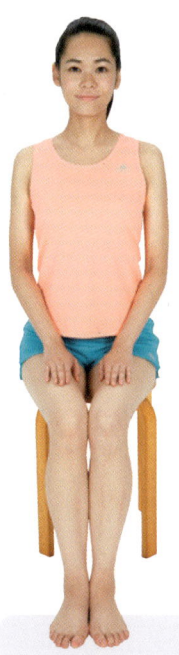

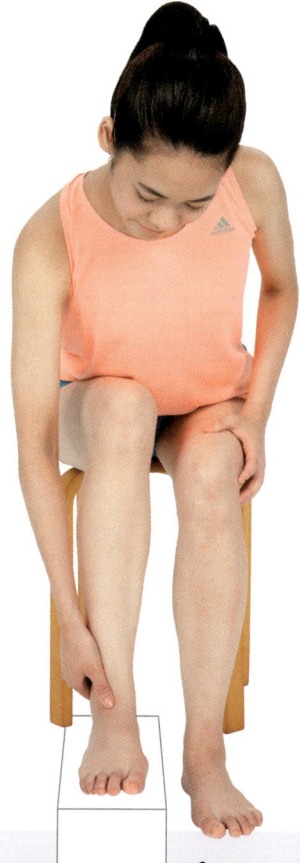

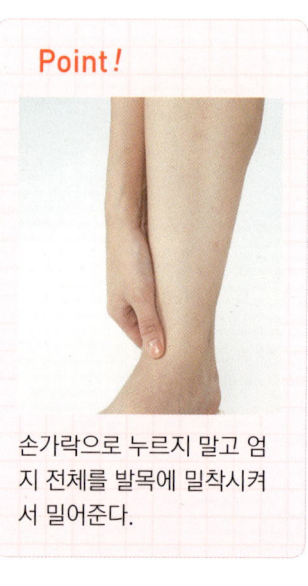

Point!

손가락으로 누르지 말고 엄지 전체를 발목에 밀착시켜서 밀어준다.

1 통증이 있는 발의 발목 앞쪽에 손을 얹는다.

엉덩이·고관절·발목 통증 **part 7**

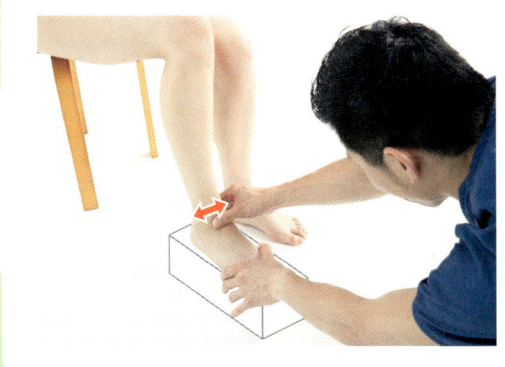

몸을 앞으로 구부릴 때 통증이 있는 경우

앞으로 숙일 때 허리에 통증을 느끼게 되면 혼자서 하지 않는 것이 좋다. 파트너가 발목의 신근지대 주변을 이완시켜주는 것이 좋다.

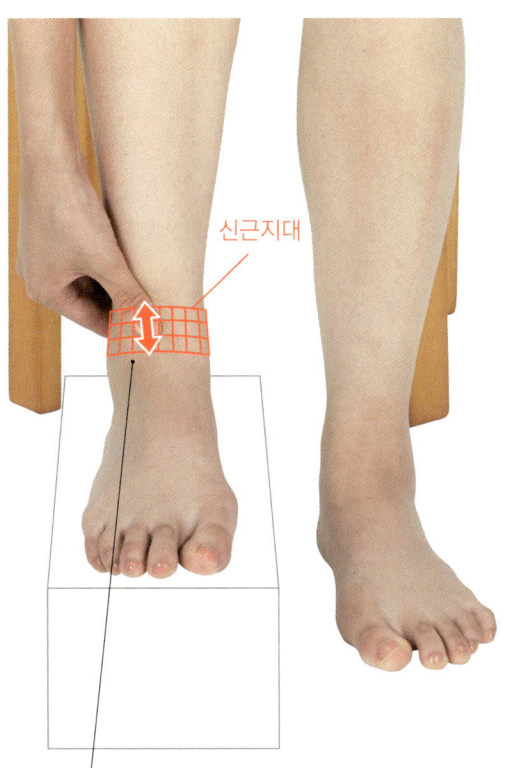

신근지대

엄지로 꾹꾹 누르지 말고 그냥 엄지를 갖다 대기만 한다. 팔 전체를 이용해서 이완시켜준다.

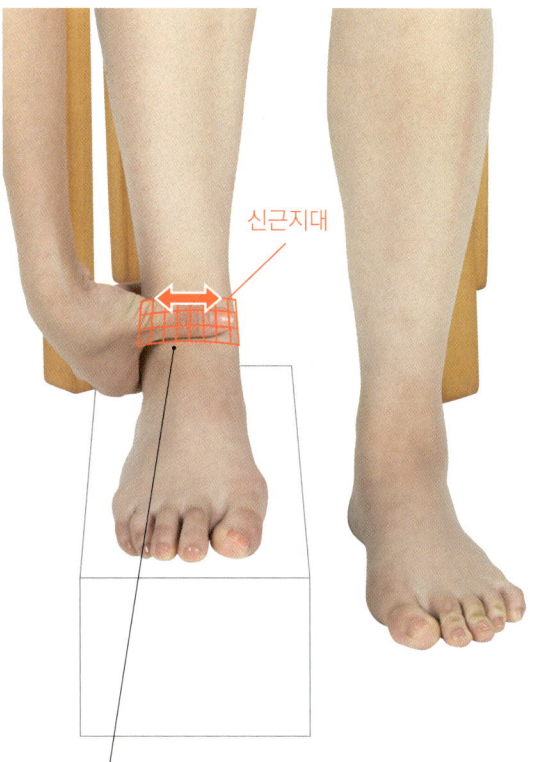

신근지대

엄지 안쪽을 발목에 밀착시켜 팔 전체를 이용해서 이완시킨다.

2 신근지대 주변 피부를 아래위로 반복해서 밀어준다.

3 신근지대 주변 피부를 좌우로 반복해서 밀어준다.

통증유형 **5**

장딴지가 뭉치거나 뒤꿈치가 아프다

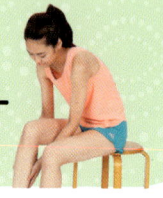

이완 부위

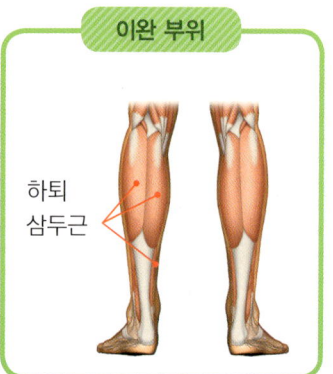

하퇴
삼두근

근막이 유착을 일으켜서 혈액순환이 나빠지면 장딴지가 당기거나 통증을 느끼게 된다. 때로는 뒤꿈치에 통증을 느끼기도 한다. 이들 부위에 당김이나 통증을 느끼게 되면 장딴지 주변의 근막을 이완시킨다.

Ready
의자에 앉는다.

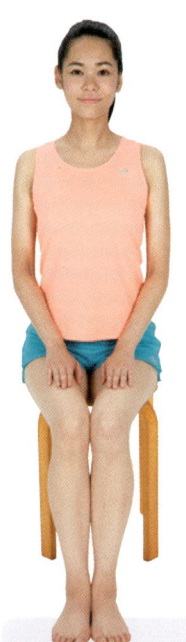

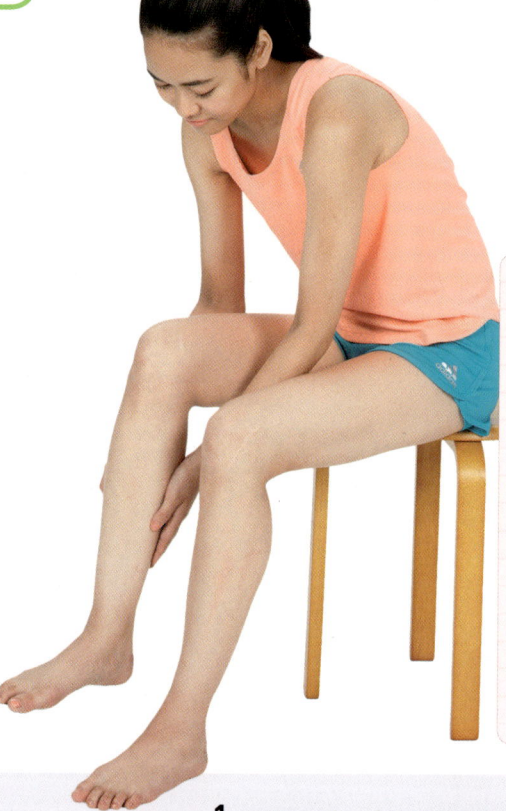

Point !

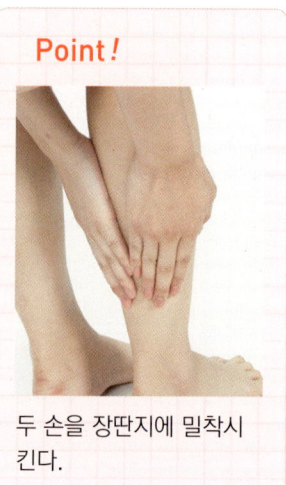

두 손을 장딴지에 밀착시킨다.

1 통증이 있는 발의 장딴지를 두 손으로 감싼다.

엉덩이 · 고관절 · 발목 통증 part 7

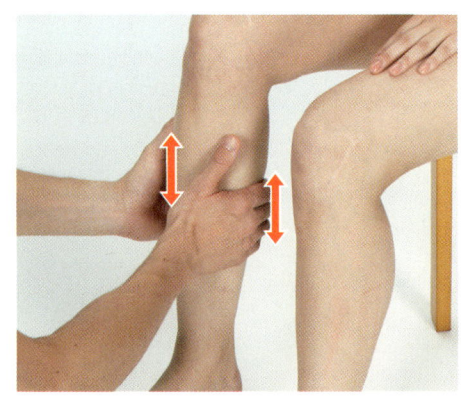

몸을 앞으로 구부릴 때 통증이 있는 경우

앞으로 숙이는 것이 힘들면 혼자서 하지 말고 파트너에게 부탁하는 것이 좋다. 왼쪽 사진처럼 파트너가 장딴지를 감싸듯이 두 손으로 이완시킨다.

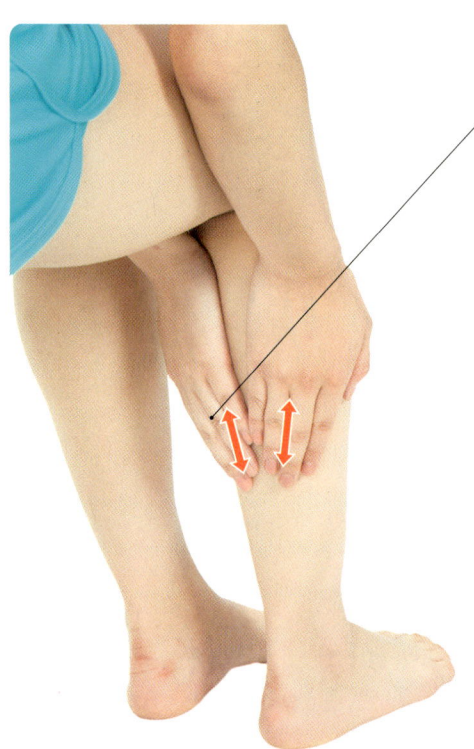

힘을 너무 주면 오히려 장딴지에 상해를 가할 수 있기 때문에 힘을 뺀 상태로 밀어준다. 손은 그냥 갖다 대기만 하고 팔을 이용해서 피부를 밀어준다.

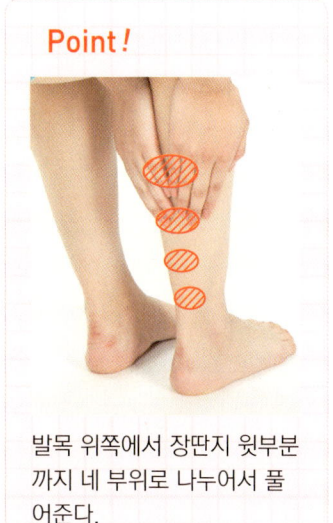

Point!

발목 위쪽에서 장딴지 윗부분까지 네 부위로 나누어서 풀어준다.

2 장딴지 주변 피부를 아래위로 밀어준다.

아킬레스건이 아프다

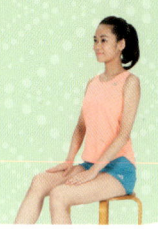

이완 부위

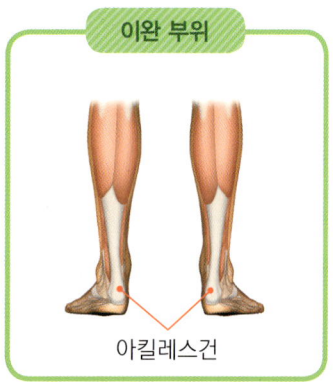

아킬레스건

장딴지에 있는 가자미근의 연장선상에 존재하는 아킬레스건은 가자미근을 혹사해서 생기는 근막의 유착 및 비후로 인해 통증이 발생한다. 뒤꿈치에서 장딴지 가운데 주변까지의 근막을 이완시켜준다.

Ready
의자에 앉는다.

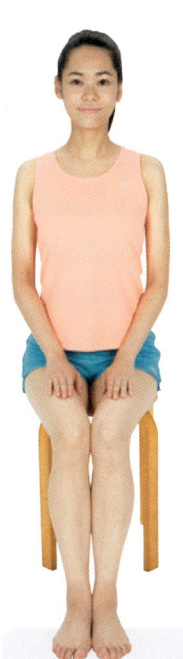

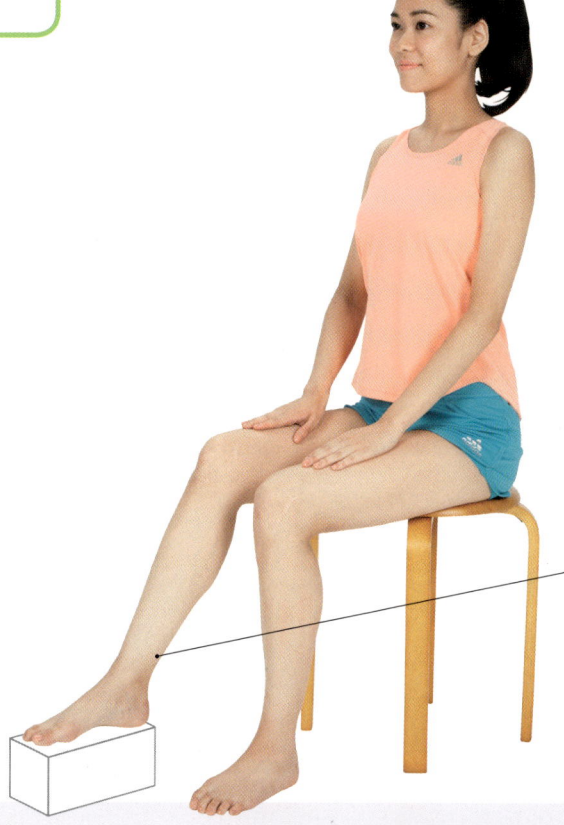

다리를 앞으로 내미는 것은 아킬레스건 주변에 힘이 들어가는 것을 막아주는 역할을 한다.

1 통증이 있는 다리를 조금 앞으로 내민다

엉덩이 · 고관절 · 발목 통증   part 7

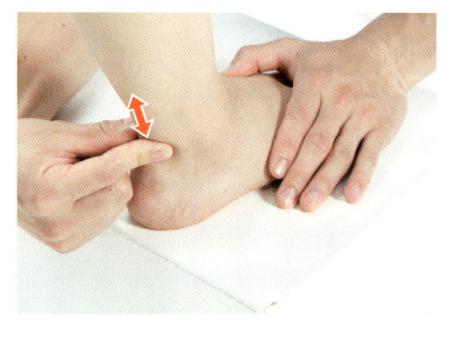

몸을 앞으로 구부릴 때 통증이 있는 경우

몸을 앞으로 구부렸을 때 통증을 느끼는 사람은 혼자서 하지 않는 것이 좋다. 왼쪽 사진처럼 파트너가 아킬레스건 주변에 손가락을 대고 부드럽게 이완시켜준다.

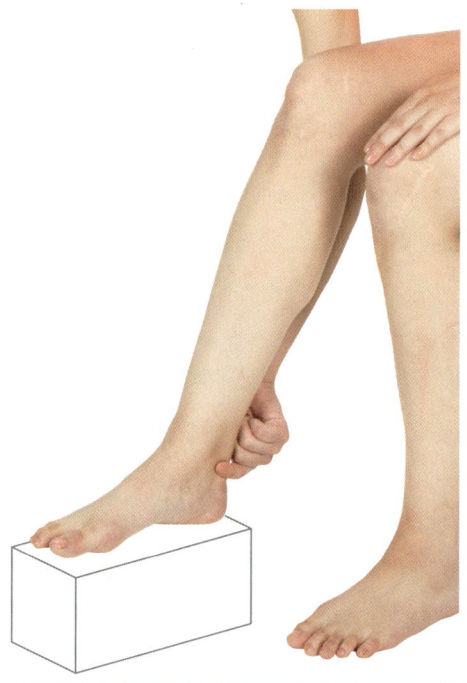

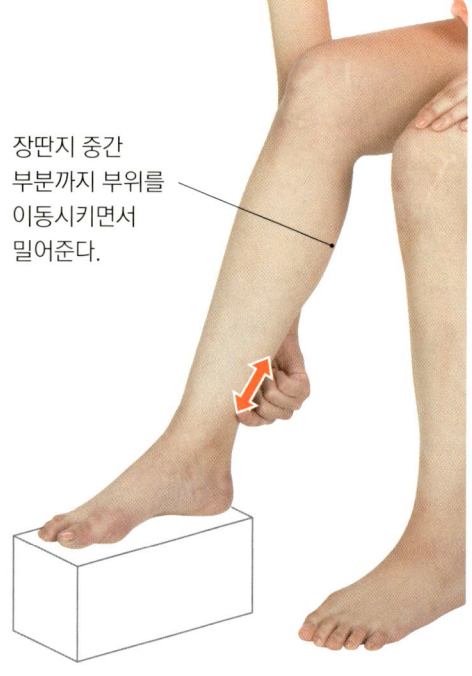

장딴지 중간 부분까지 부위를 이동시키면서 밀어준다.

Point!

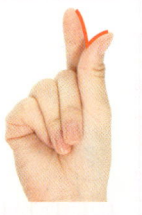

쭉 편 둘째손가락에 엄지손가락을 갖다 댄다. 빨간 선 부분을 아킬레스건에 밀착시킨다.

손가락 끝으로 아킬레스건을 꼬집듯이 밀게 되면 오히려 아킬레스건에 상해를 입힐 수 있다. 엄지와 둘째손가락을 갖다 대기만 하면서 힘을 넣지 않고 팔 전체를 이용해서 밀어준다.

2 아킬레스건 양쪽에 엄지와 둘째손가락을 댄다.

3 아킬레스건 주변의 피부를 아래위로 반복해서 밀어준다.

Column 일상생활 속에서 통증 해소하기 ❻

엉덩이·고관절·발목 통증

걷거나 뛸 때, 앉거나 일어설 때와 같이 하반신은 일상생활 속에서 사용 빈도가 무척 많은 부위다. 부담을 많이 주는 만큼 근막의 유착이나 변형이 생겨 통증이 일어나기 쉬운 부위이기도 하다.

뭔가 뻐근함을 느끼거나 통증을 느끼게 될 경우, 환부의 근막을 이완시켜주는 것이 좋다. 그래도 피로감이 가시지 않는다면 잠시 휴식을 취하거나 몸을 따뜻하게 해서 혈액순환을 원활하게 하는 등 하반신을 쉬어주는 것이 좋다.

평소의 관리가 통증 예방과 해소로 이어지게 된다.

- ☑ 적당한 휴식을 취한다.
- ☑ 엉덩이 주변이나 고관절, 발목 주변을 따뜻하게 하고 혈액순환을 개선시킨다.
- ☑ 자기 발에 잘 맞는 구두를 신는다.
- ☑ 바른 자세로 앉는다.
- ☑ 장시간 같은 자세를 유지하지 않고 걷거나 관절 주변을 움직여준다.
- ☑ 통증이 있는 부위를 세게 누르지 않는다.

Part 8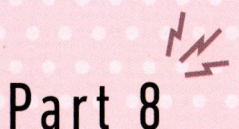

고통스러운 증상 완화

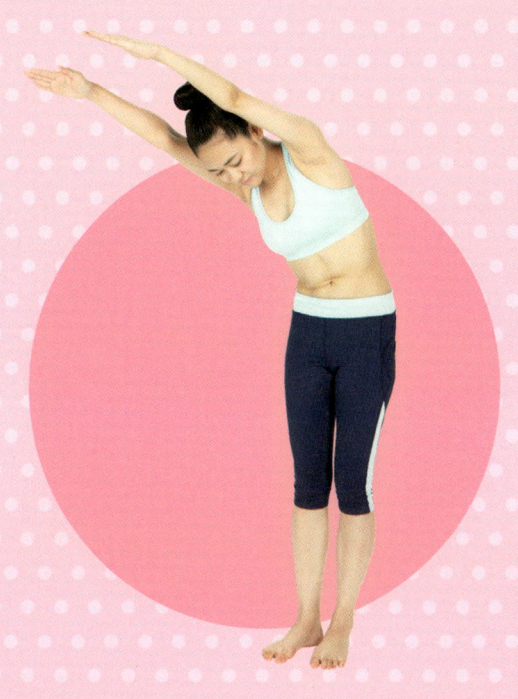

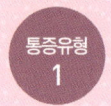

수족 냉증 해소하기

추위나 더위에 상관없이 몸의 혈액순환이 나빠지면 냉증으로 고통받는 경우가 있다. 그럴 때는 엉덩이, 허벅지 근막의 이완과 더불어 손끝과 발끝 근막도 이완시켜준다.

손끝 냉증 해소 (자세한 것은 p.127 참조)

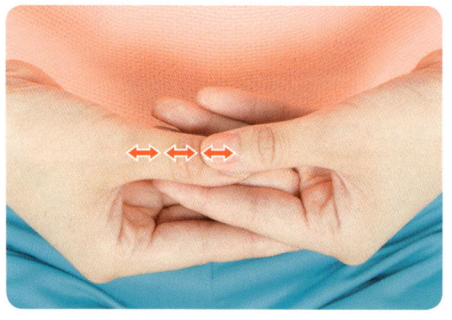

1 오른손 엄지 손톱 쪽에 왼손 엄지를 대고 피부를 앞뒤로 반복해서 민다. 손가락 끝까지 해준다.

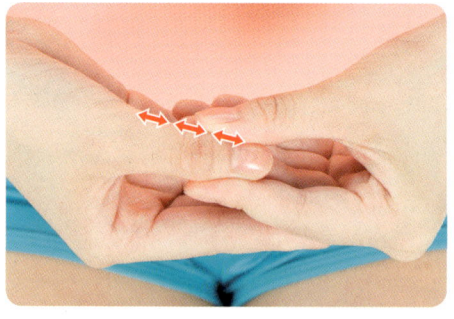

2 오른손 엄지 측면에 왼손 엄지를 대고 피부를 앞뒤로 반복해서 밀어준다.

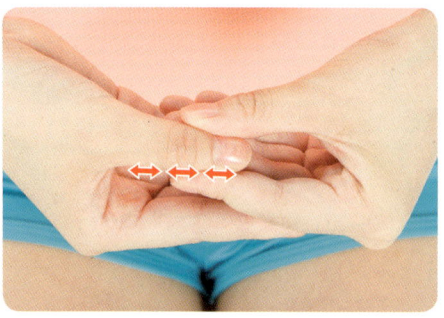

3 2와는 반대쪽 측면에 왼손 둘째손가락을 대고 피부를 앞뒤로 반복해서 밀어준다. 손가락 끝까지 해준다.

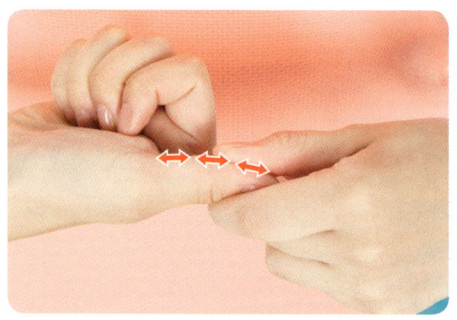

4 오른손 엄지 옆쪽에 왼손 엄지를 대고 피부를 앞뒤로 반복해서 밀어준다. 손가락 끝까지 해준다.

5 남은 손가락도 똑같이 한다. 그 후에 왼손도 똑같이 해준다.

발끝 냉증 해소

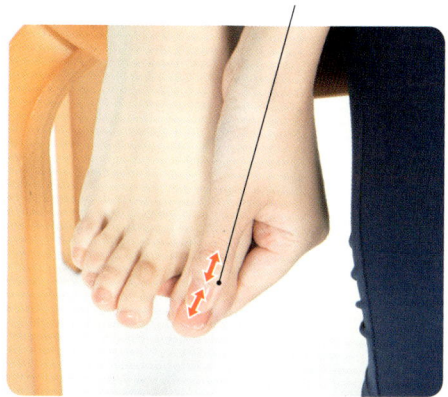

피부를 문지르지 말고 가볍게 피부를 당기는 느낌으로 한다.

1 오른발 엄지의 발톱 쪽 피부를 왼손 엄지 안쪽으로 앞뒤로 반복해서 밀어준다. 끝까지 해준다.

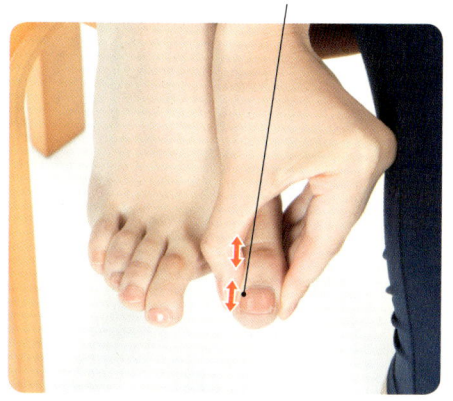

피부를 문지르는 것이 아니라 피부를 가볍게 당겼다 놓아주는 느낌으로 반복해준다.

2 오른발 엄지 바깥쪽 피부를 왼손 엄지 안쪽으로 앞뒤로 반복해서 밀어준다. 끝까지 해준다. 그 후에 왼손 엄지를 안쪽에 대고 똑같이 해준다.

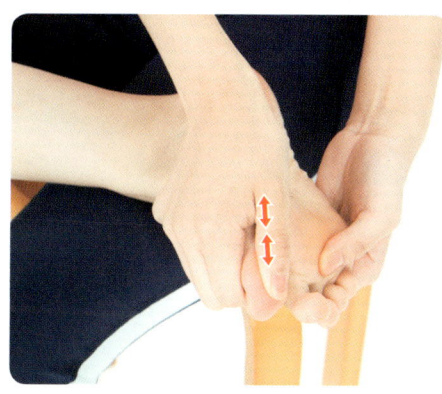

3 다리를 반대쪽 다리 위에 올리고 오른발 엄지를 오른손 엄지 안쪽을 이용해서 앞뒤로 반복해서 밀어준다. 발가락 끝까지 해준다.

허리를 구부릴 때 통증이 있는 경우

발끝으로 손을 갖다 댈 때 허리에 통증을 느끼면 직접 하지 말고 사진처럼 파트너에게 근막 이완을 맡기는 것이 좋다. 이완시킬 때는 반드시 힘을 빼고 부드럽게 해야 한다.

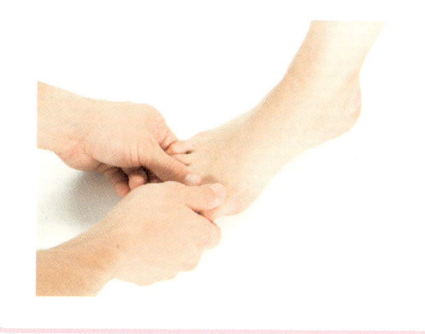

4 남은 발가락도 똑같이 해준다(오른발 둘째 발가락 발톱 쪽은 왼손, 뒤쪽은 오른손 엄지로, 가운데 발가락과 넷째발가락, 새끼발가락의 발톱 쪽은 오른손, 뒤쪽으로는 왼손으로 하면 편하다). 다 실행한 후에 왼발도 똑같이 해준다.

변비·생리통 증상 해소하기

근막은 근육(근섬유) 외에도 내장 등을 감싸고 유지하는 기능을 한다. 근막의 상태가 악화되면 위와 장, 생식기에 나쁜 영향을 준다. 몸통 주변의 근막을 이완시키고 통증을 완화시켜 보자.

흉요건막 이완시키기 (자세한 것은 p.58 참조)

1 골반 윗부분에 손을 대고 위로 민다.

2 1의 상태로 허리를 천천히 구부린다.

3 골반 윗부분에 손을 대고 아래로 민다.

4 3의 상태로 허리를 천천히 구부린다.

광배근 근막 이완시키기 (자세한 것은 p.70 참조)

1 두 손을 위로 비스듬히 뻗어준다.

2 두 손을 앞으로 쭉 뻗어준다.

3 2의 상태로 몸을 오른쪽으로 비스듬히 천천히 기울인다. 반대쪽도 똑같이 해준다.

고통스러운 증상 완화 **Part 8**

장요근 근막 이완시키기 (자세한 것은 p.60·68 참조)

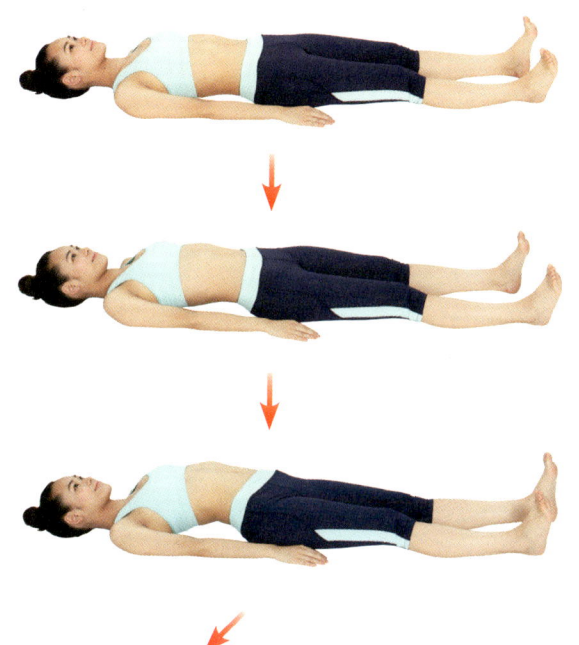

1 바닥에서 위를 보고 똑바로 눕는다. 무릎을 쭉 펴고 발끝을 위로 당긴다.

2 오른쪽 뒤꿈치를 아래로 쭉 민다.

3 다시 준비자세로 돌아온 뒤 이번에는 왼쪽 뒤꿈치를 아래로 쭉 민다.

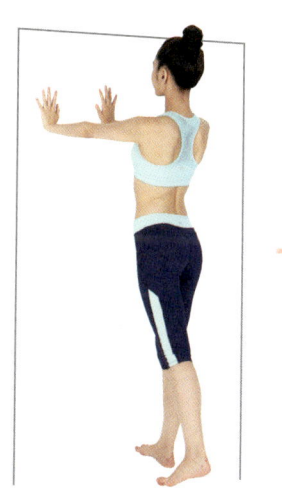 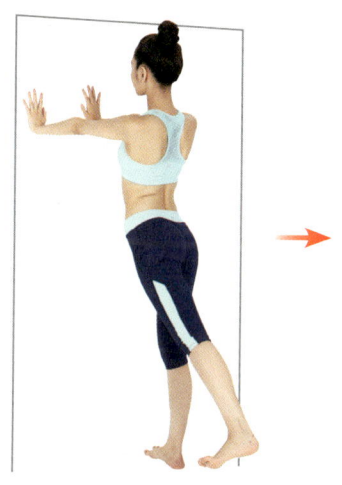 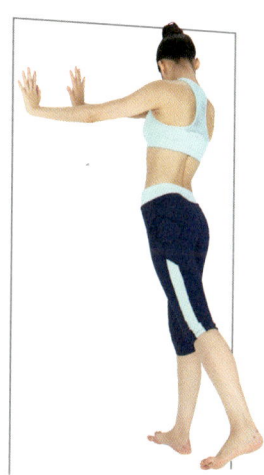

4 선 채로 손을 벽에 대고 왼발을 비스듬히 뒤로 뺀다.

5 왼쪽 뒤꿈치를 들고 엉덩이에서 허벅지에 걸쳐서 힘을 준다.

6 5의 상태로 왼쪽 뒤꿈치를 뒤로 빼면서 몸을 오른쪽으로 천천히 기울여준다. 반대쪽도 똑같이 해준다.

통증유형 3

신체 무기력증 완화시키기

몸이 무겁거나 피로가 가시지 않는다면 근막 유착에 의한 혈액순환 장애나 자율신경 교란을 원인으로 들 수 있다. 굳어진 근막을 이완시켜서 몸을 개운하게 풀어준다.

승모근·두반극근 근막 이완시키기 (자세한 것은 p.38 참조)

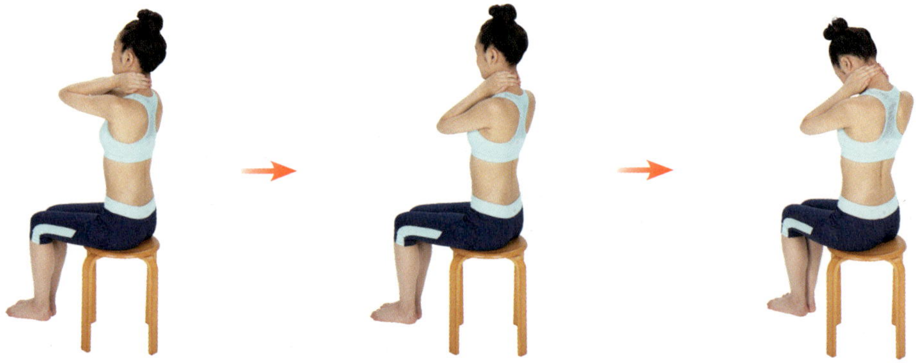

1 목 뒤에 두 손을 얹는다.

2 피부를 아래로 민다.

3 고개를 천천히 앞으로 숙인다.

광배근 근막 이완시키기 (자세한 것은 p.70 참조)

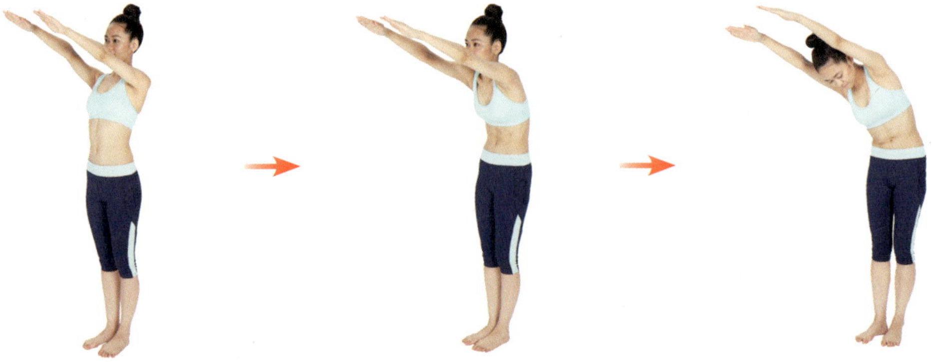

1 두 손을 위로 비스듬히 뻗어준다.

2 두 손을 앞으로 쭉 뻗어준다.

3 2의 상태로 몸을 오른쪽 옆으로 천천히 기울인다. 반대쪽도 똑같이 한다.

고통스러운 증상 완화 Part 8

장요근 근막 이완시키기 (자세한 것은 p.68 참조)

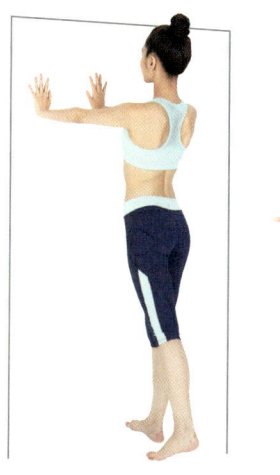 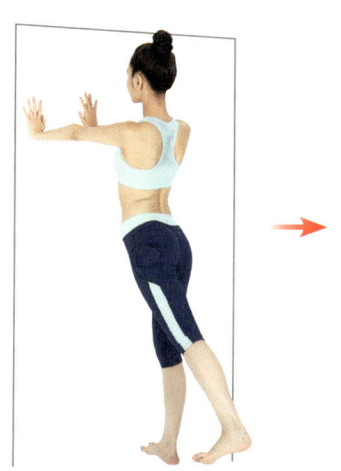 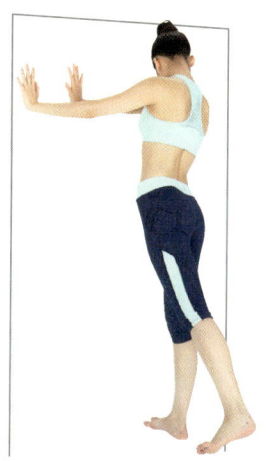

1 두 손을 벽에 대고 왼발을 비스듬히 뒤로 뺀다.

2 왼쪽 뒤꿈치를 들고 엉덩이에서 허벅지에 걸쳐서 힘을 준다.

3 2의 상태로 왼쪽 뒤꿈치를 뒤로 빼면서 몸을 오른쪽으로 천천히 기울여준다. 반대쪽도 똑같이 해준다.

중둔근·대둔근·대퇴사두근·전경골근 근막 이완시키기 (자세한 것은 p.100 참조)

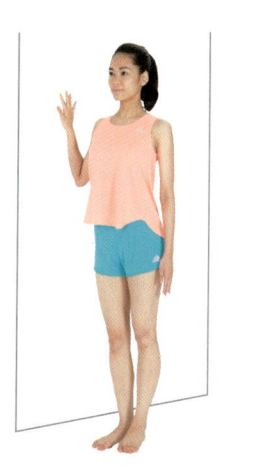 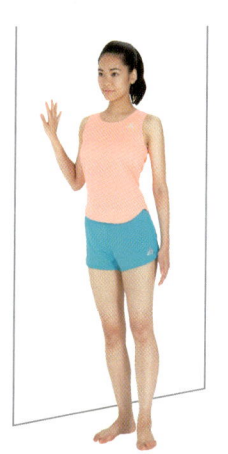 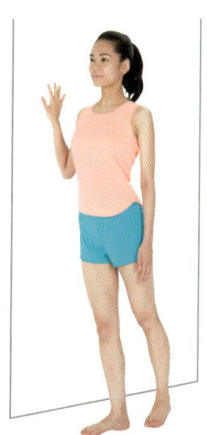

1 넘어지지 않게 한쪽 손으로 벽을 짚는다.

2 왼쪽 발끝을 위로 올려 허벅지와 정강이 앞쪽에 힘을 준다.

3 2의 상태로 다리를 조금 뒤로 빼고 엉덩이에 힘을 준다. 반대쪽도 똑같이 한다.

Column   일상생활 속에서 통증 해소하기 ❼

여성들만 겪는 통증

내장이나 생식기가 있는 골반 내부에도 여러 개의 근육이 지나가고 있으며 내장의 근막과도 밀접한 연관을 가진다.

여성 특유의 통증이나 생리불순, 생리전증후군(PMS)과 같은 증상은 골반 내부의 혈류 부족 등이 원인이 될 수 있으며, 근육이나 혈관 등을 감싸는 근막을 이완시켜줌으로써 개선시킬 수 있다.

진통제로 생리통을 다스리는 사람들이 많이 있다. 이 책에서 소개하는 근막 이완과 함께 일상생활의 습관을 바꾸게 되면 생리통 증상을 완화시킬 수 있다.

- ☑ 몸을 따뜻하게 한다(특히 복부와 발).
- ☑ 고관절 주변 부위를 움직인다.
- ☑ 몸에 꼭 끼는 복장을 피한다.
- ☑ 좋아하는 일을 하면서 스트레스를 푼다.
- ☑ 수면시간을 충분히 가진다.
- ☑ 생활 리듬이 깨지지 않도록 잘 유지한다.
- ☑ 틈만 나면 스트레칭을 해준다.

Part 9
통증 예방

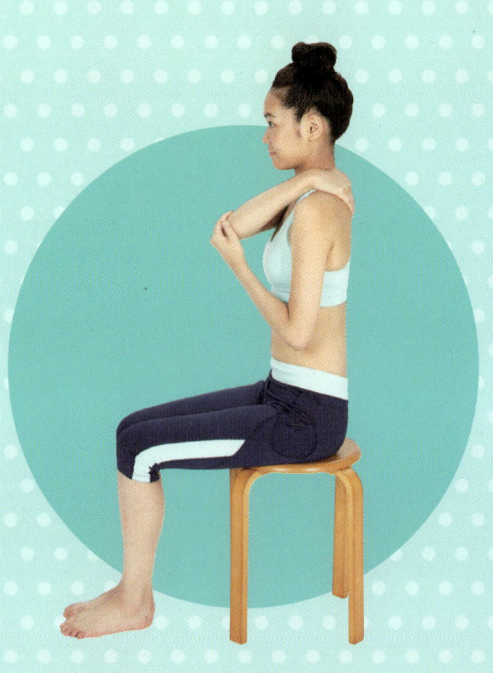

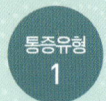

어깨 결림 예방하기

무거운 머리를 지탱하고 있는 목이나 어깨 주변의 근막은 아무래도 뭉치기 쉬운 부위다. 이 장에서 소개하는 근막 이완을 생활 속 습관으로 자리 잡게 만들어 어깨 결림을 예방하도록 하자. 하나하나 꼼꼼하게 풀어주어도 몇 분밖에 걸리지 않기 때문에 잠깐 짬이 날 때 충분히 할 수 있다.

승모근 근막 이완시키기 (자세한 것은 p.34 참조)

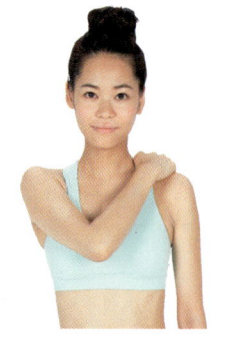 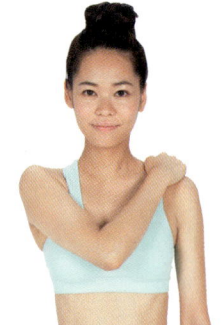 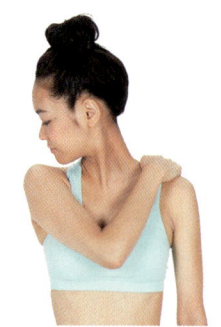

1 어깨 위에 손을 얹는다. 2 어깨 피부를 바깥쪽으로 민다. 3 고개를 뒤로 돌리면서 아래를 본다. 반대쪽도 똑같이 한다.

대흉근·광경근·사각근·흉쇄유돌근 근막 이완시키기 (자세한 것은 p.36 참조)

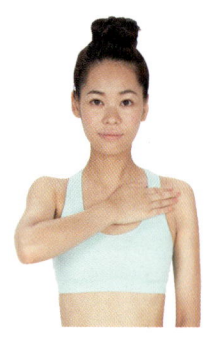 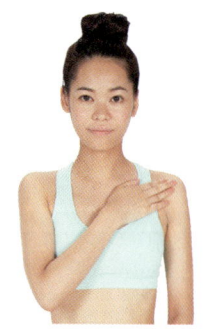 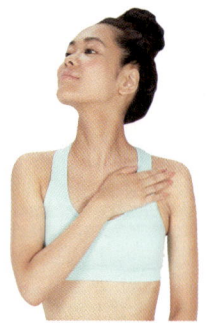

1 왼쪽 쇄골 아래쪽에 오른손을 얹는다. 2 오른손을 이용해서 피부를 왼쪽 아래 사선 방향으로 민다. 3 고개를 뒤로 돌리면서 위를 본다. 반대쪽도 똑같이 한다.

승모근·두반극근 근막 이완시키기 (자세한 것은 p.38 참조)

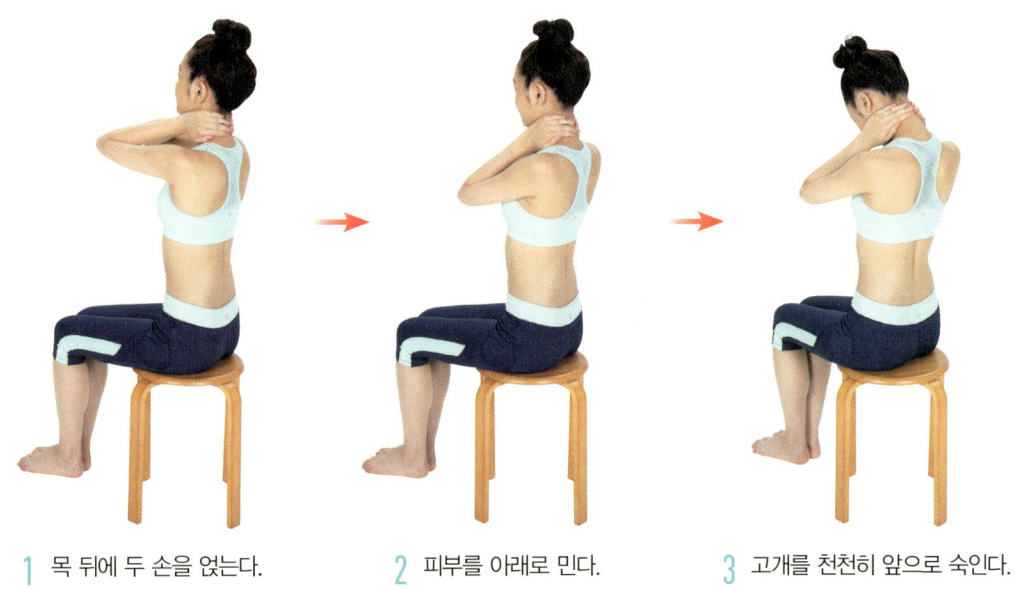

1 목 뒤에 두 손을 얹는다.
2 피부를 아래로 민다.
3 고개를 천천히 앞으로 숙인다.

승모근·견갑거근 근막 이완시키기 (자세한 것은 p.44 참조)

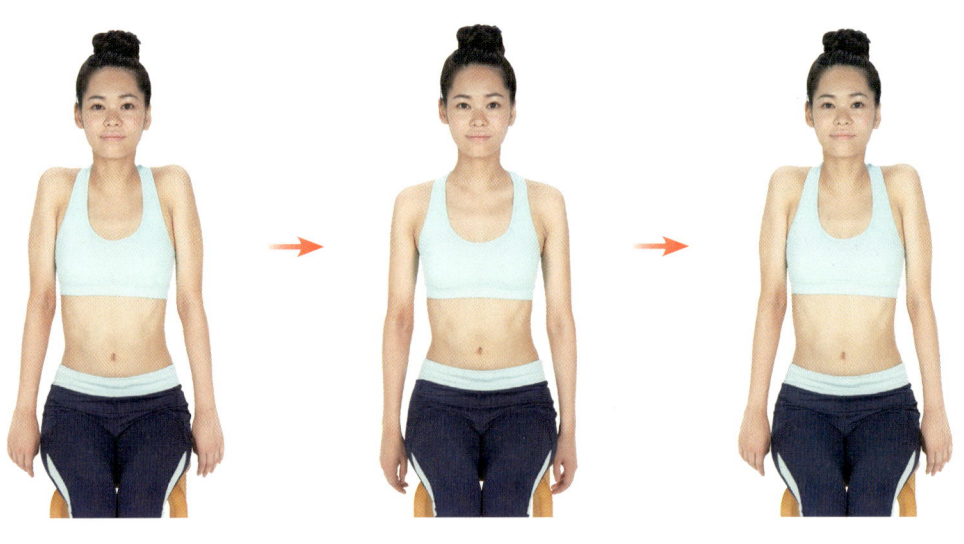

1 어깨를 천천히 들어 올린다.
2 천천히 내려놓는다.
3 1과 2를 세 번 반복한다.

요통 예방하기

평소 요통으로 고통받고 있는 사람은 매우 많지만, 통증을 느낀 후에 대처하는 사람이 대부분이다. 따라서 허리가 아프기 전에 미리 예방하는 습관을 기르는 것이 좋다. 업무와 가사, 육아를 하는 틈틈이 할 수 있는 스트레칭을 습관화하는 것이 가장 효과적이다.

광배근 근막 이완시키기 (자세한 것은 p.70 참조)

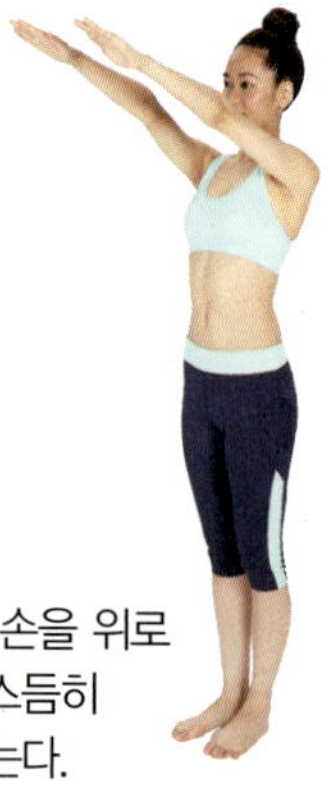

1. 두 손을 위로 비스듬히 뻗는다.
2. 두 손을 앞으로 쭉 뻗는다. 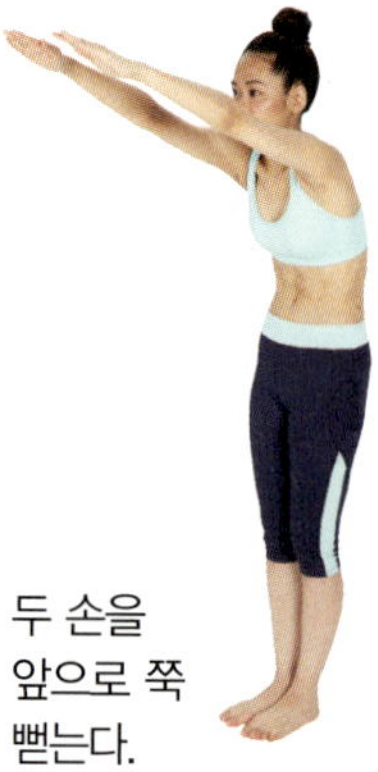
3. 2의 상태로 몸을 오른쪽으로 천천히 기울인다. 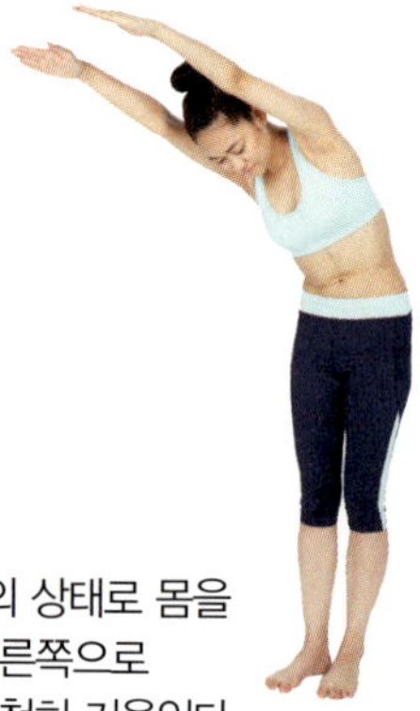

장요근 근막 이완시키기 (자세한 것은 p.68 참조)

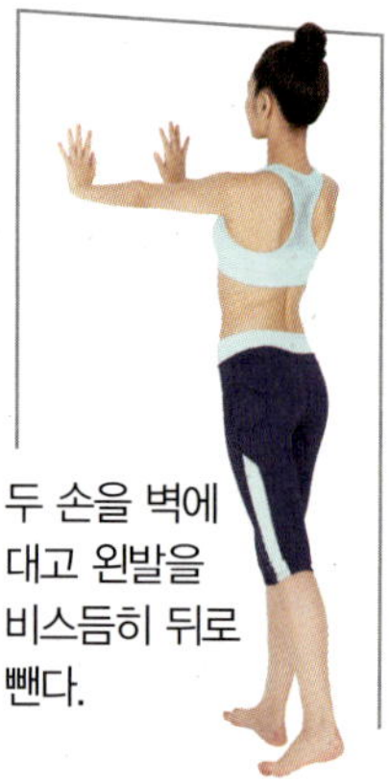

1. 두 손을 벽에 대고 왼발을 비스듬히 뒤로 뺀다.
2. 왼쪽 뒤꿈치를 들고 엉덩이에서 허벅지에 걸쳐서 힘을 준다. 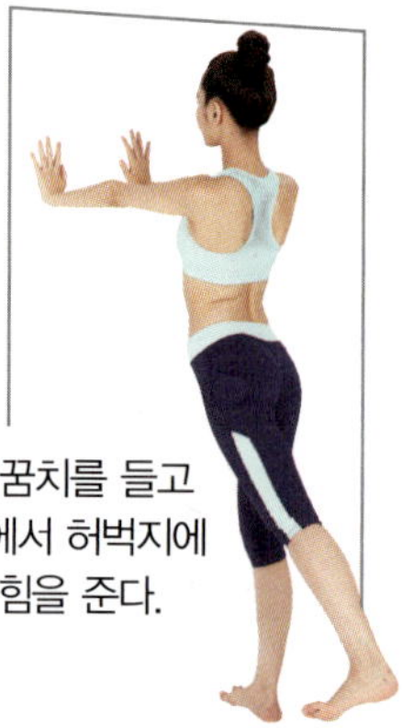
3. 2의 상태로 왼쪽 뒤꿈치를 뒤로 빼면서 몸을 오른쪽으로 천천히 기울여준다. 반대쪽도 똑같이 해준다.

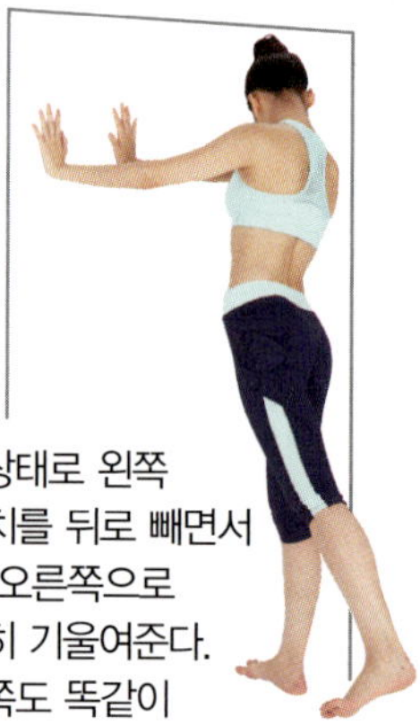

흉요건막 이완시키기 (자세한 것은 p.58 참조)

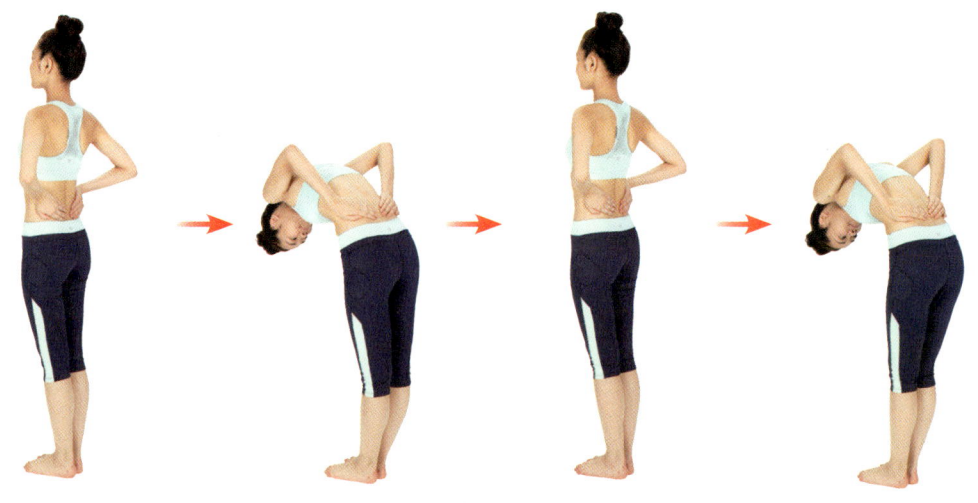

1 골반 윗부분에 손을 얹고 피부를 위로 민다.
2 1의 상태로 허리를 천천히 구부린다.
3 골반 윗부분에 손을 얹고 피부를 아래로 민다.
4 3의 상태로 허리를 천천히 구부린다.

다열근 근막 이완시키기 (자세한 것은 p.72 참조)

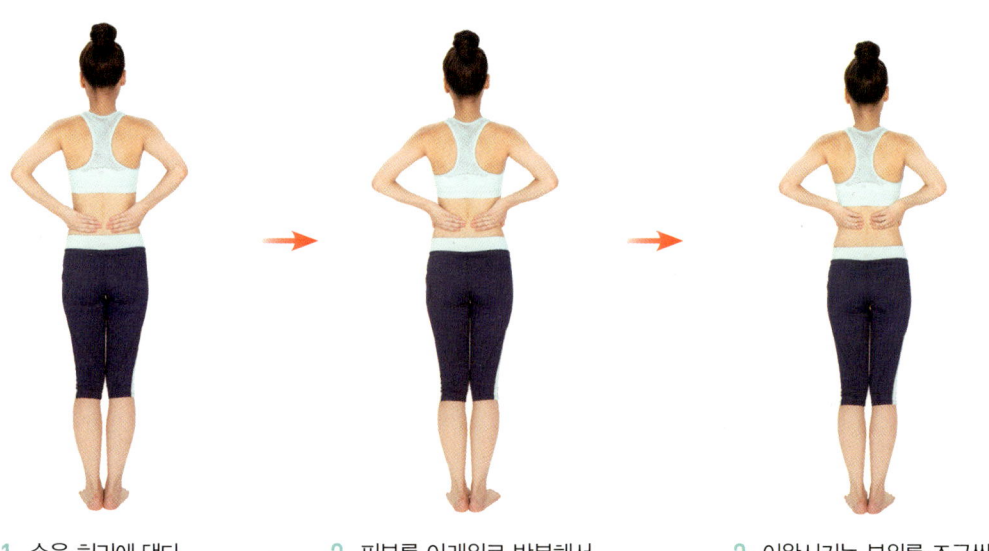

1 손을 허리에 댄다.
2 피부를 아래위로 반복해서 밀어준다.
3 이완시키는 부위를 조금씩 위로 이동시킨다.

안구 피로에 의한 두통 예방하기

현대인은 일상생활 중에 눈을 많이 혹사시킨다. 지속적으로 눈을 사용하면 눈에 피로를 느낄 뿐 아니라 두통 증상이 나타나기도 한다. 여기에 효과적인 것이 근막 이완이다. 눈이 피곤하다고 느끼면 휴식을 취하고 근막 이완을 하도록 하자.

전두근·비근근·추미근 근막 이완시키기 (자세한 것은 p.90 참조)

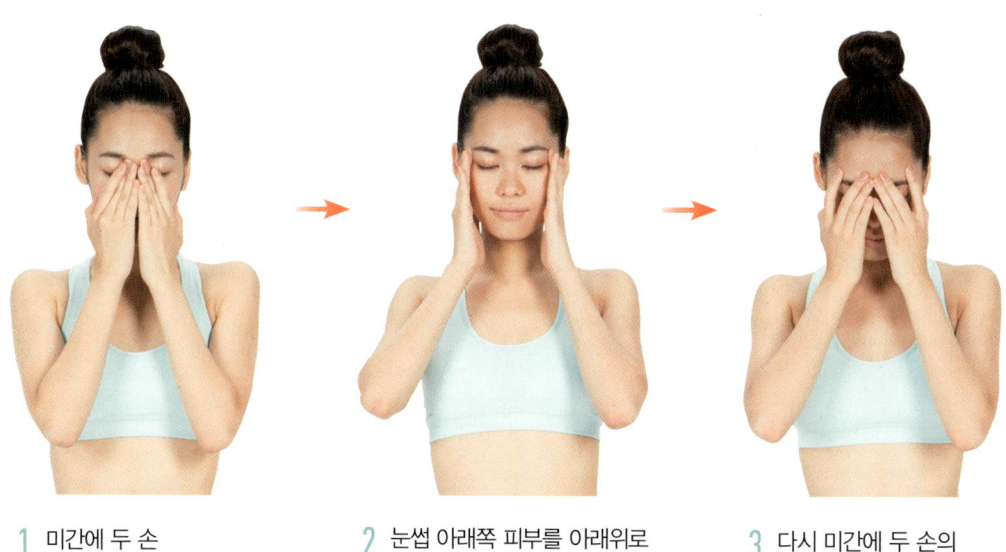

1. 미간에 두 손 가운데손가락을 댄다.
2. 눈썹 아래쪽 피부를 아래위로 반복해서 민다. 눈썹꼬리까지 밀어준다.
3. 다시 미간에 두 손의 가운데손가락을 대고 이번에는 눈썹 위 피부를 아래위로 반복해서 민다. 눈썹꼬리까지 밀어준다.

통증 예방 Part 9

측두근·교근 근막 이완시키기 (자세한 것은 p.86·p.88 참조)

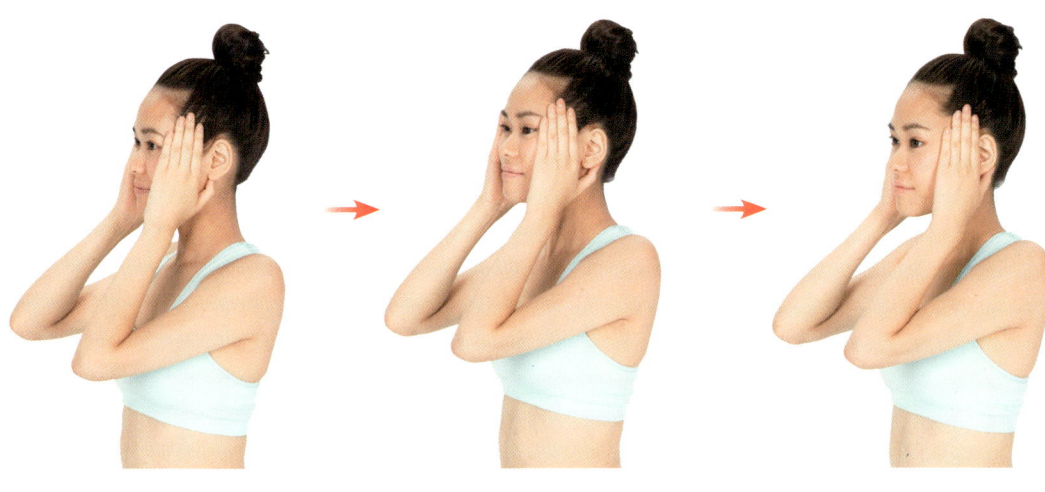

1 두 손을 관자놀이에 얹는다.

2 피부를 상하좌우, 사선으로 반복해서 민다.

3 귀 윗부분까지 밀어준다.

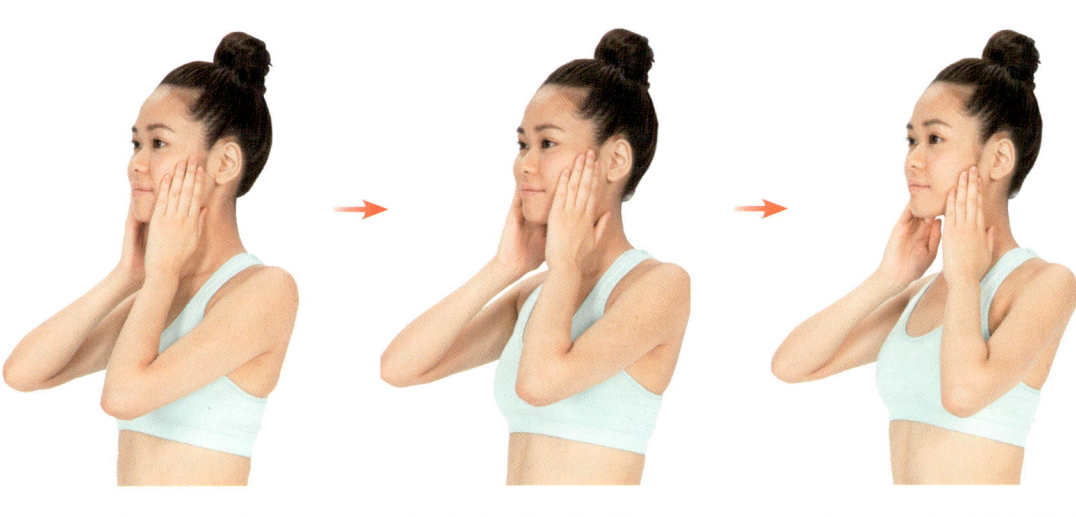

4 두 손을 광대뼈 아래쪽에 얹는다.

5 피부를 상하좌우, 사선으로 반복해서 민다.

6 턱 조금 위 부분까지 밀어준다.

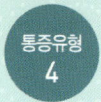

굽은 등 예방하기

통증유형 4

사무실에서 일할 때나 육아, 집안일을 할 때 앞으로 숙이는 자세를 지속하게 되면 허리 주변 근막이 유착되어 등이 굽어지고 머리나 어깨가 앞으로 나오게 된다. 이른바 '굽은 등'이다. 굽은 등은 몸에 불균형을 초래하는 만병의 근원이 된다. 자신의 자세를 확인해 보고 굽은 등이라는 판단이 들면 근막 이완을 통해 바른 자세로 되돌려야 한다.

승모근 근막 이완시키기 (자세한 것은 p.34 참조)

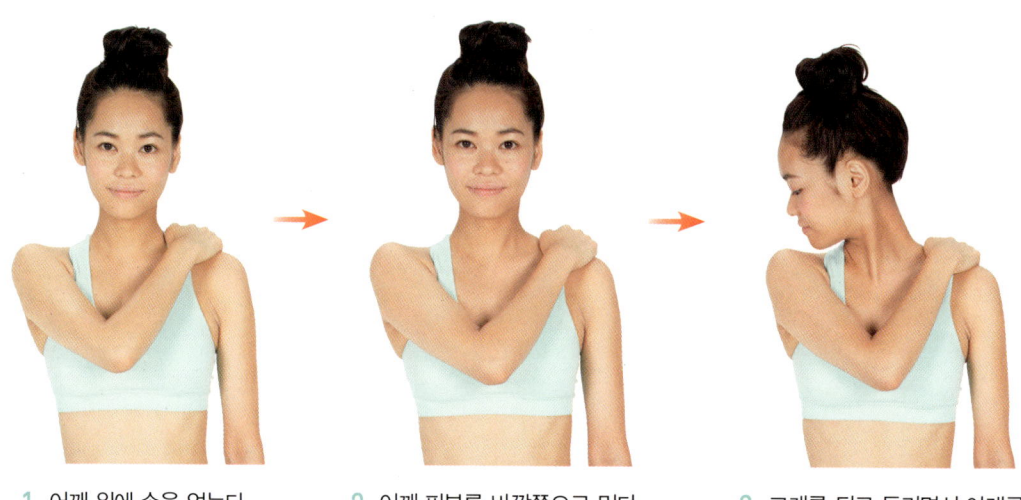

1 어깨 위에 손을 얹는다.

2 어깨 피부를 바깥쪽으로 민다.

3 고개를 뒤로 돌리면서 아래를 본다. 반대쪽도 똑같이 한다.

대흉근·광경근·사각근·흉쇄유돌근 근막 이완시키기 (자세한 것은 p.36 참조)

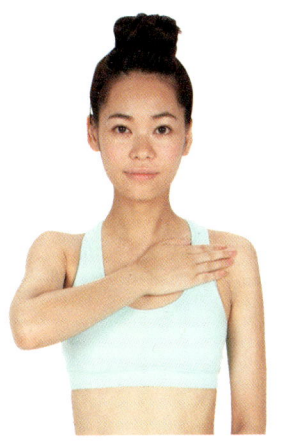 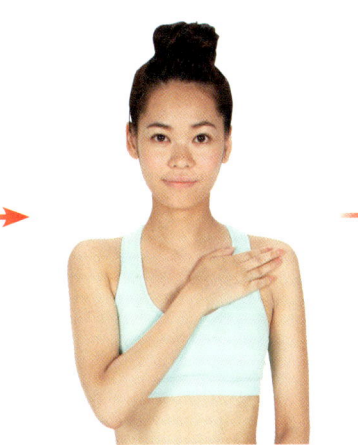 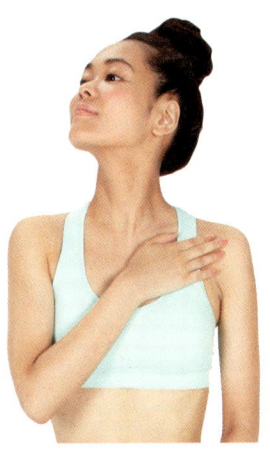

1 왼쪽 쇄골 아래쪽에 오른손을 얹는다.

2 오른손을 이용해서 피부를 왼쪽 아래 사선 방향으로 민다.

3 고개를 뒤로 돌리면서 위를 본다. 반대쪽도 똑같이 한다.

승모근·두반극근 근막 이완시키기 (자세한 것은 p.38 참조)

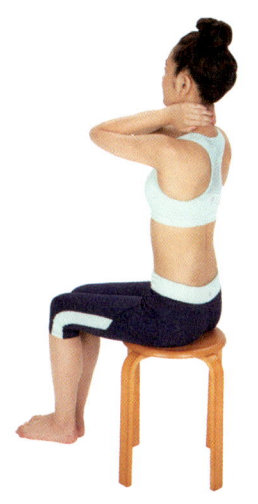 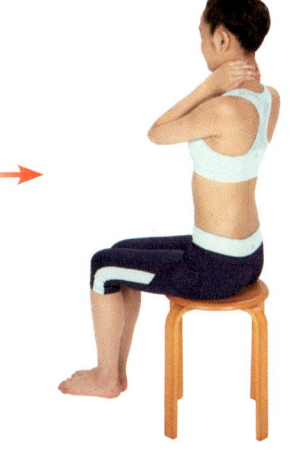 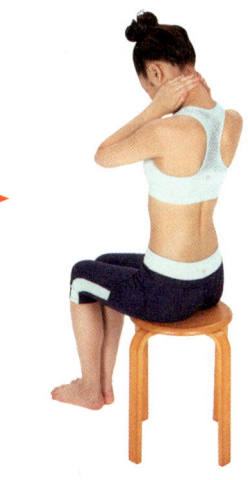

1 목 뒤에 두 손을 얹는다.

2 피부를 아래로 민다.

3 고개를 천천히 앞으로 숙인다.

▷ 뒷 페이지에 계속됩니다.

승모근·견갑거근·능형근 근막 이완시키기 　　　　　(자세한 것은 p.52 참조)

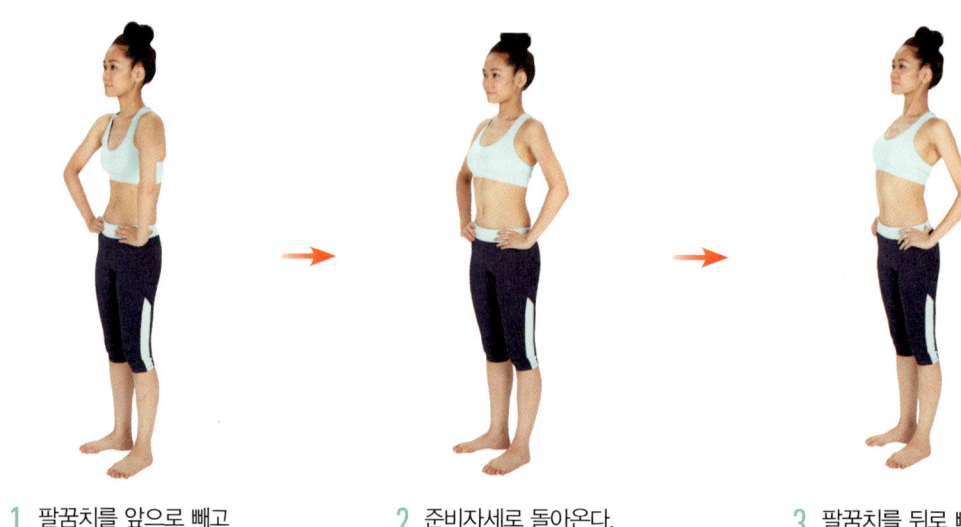

1 팔꿈치를 앞으로 빼고 견갑골을 열어준다.

2 준비자세로 돌아온다.

3 팔꿈치를 뒤로 빼고 견갑골을 닫아준다.

중둔근·대둔근·대퇴사두근·전경골근 근막 이완시키기 　　　　　(자세한 것은 p.100 참조)

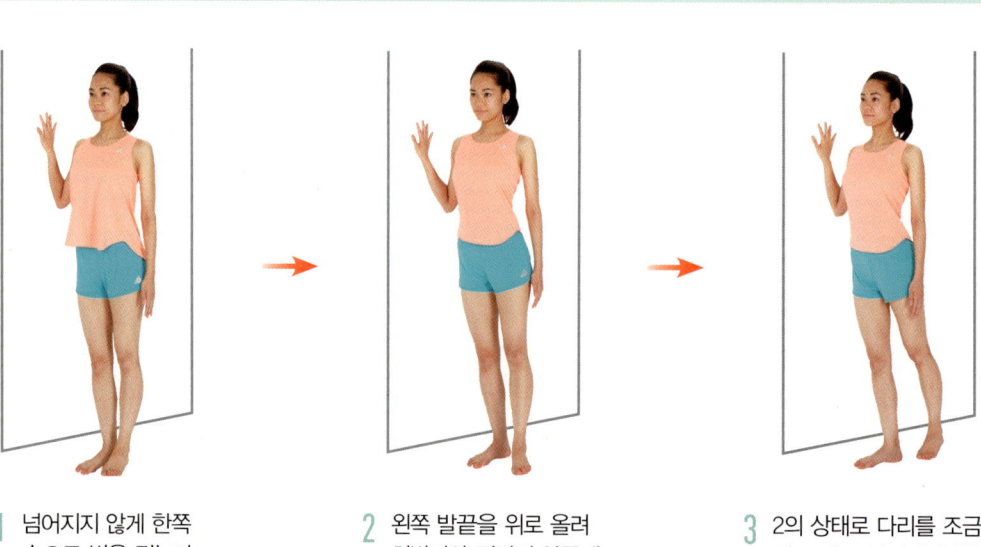

1 넘어지지 않게 한쪽 손으로 벽을 짚는다.

2 왼쪽 발끝을 위로 올려 허벅지와 정강이 앞쪽에 힘을 준다.

3 2의 상태로 다리를 조금 뒤로 빼고 엉덩이에 힘을 준다. 반대쪽도 똑같이 한다.

장요근 근막 이완시키기 (자세한 것은 p.60 참조)

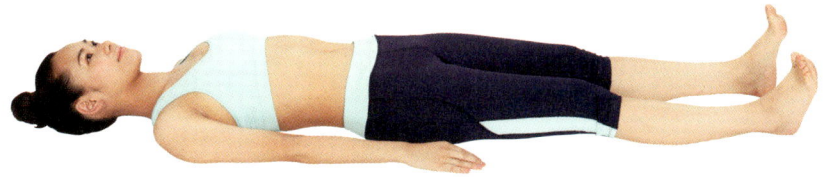

1 바닥에서 위를 보고 똑바로 누워 무릎을 쭉 펴고 발끝을 위로 당긴다.

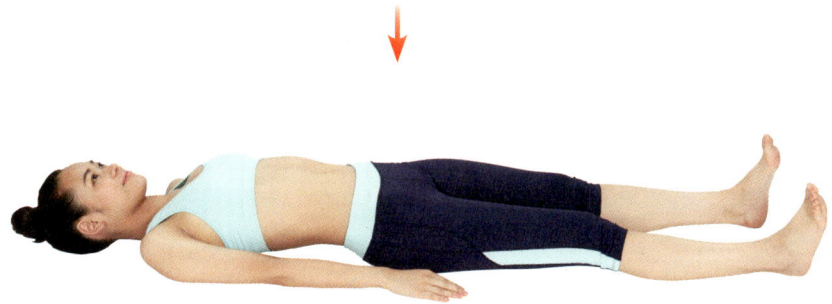

2 오른쪽 뒤꿈치를 아래로 민다.

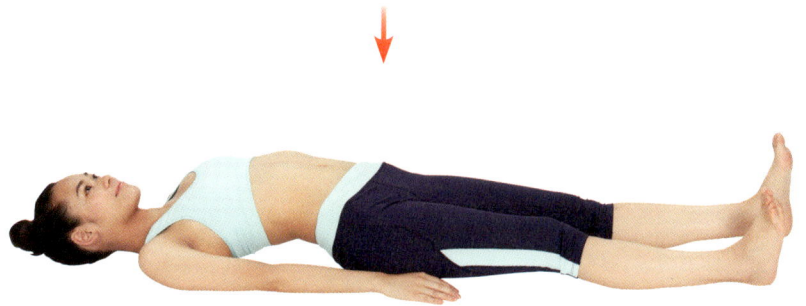

3 준비자세로 돌아온다. 이번에는 왼쪽 뒤꿈치를 밑으로 죽 민다.

통증유형 5

무릎 통증 예방하기

달리기나 워킹, 계단 오르내리기를 할 때 무릎에 통증을 느끼는 사람은 운동을 하기 전에 워밍업으로 근막을 이완시켜 미리 무릎 주변 근막을 풀어줌으로써 무릎 통증을 예방할 수 있다.

대퇴직근 근막 이완시키기 (자세한 것은 p.96 참조)

1 이완시킬 부분의 다리를 조금 앞으로 내민다.

2 왼손을 세로로 허벅지 위에 놓고 그 위에 오른손을 가로로 겹쳐서 수직으로 놓는다.

3 피부를 앞뒤로 반복해서 민다.

4 반대쪽 발도 똑같이 한다.

대퇴근막장근·장경인대 근막 이완시키기 (자세한 것은 p.110 참조)

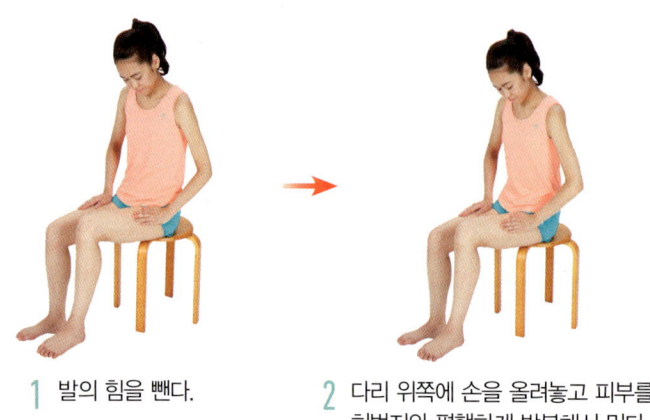

1 발의 힘을 뺀다.

2 다리 위쪽에 손을 올려놓고 피부를 허벅지와 평행하게 반복해서 민다.

3 반대쪽도 똑같이 해준다.

대퇴사두근·햄스트링 근막 이완시키기 (자세한 것은 p.98 참조)

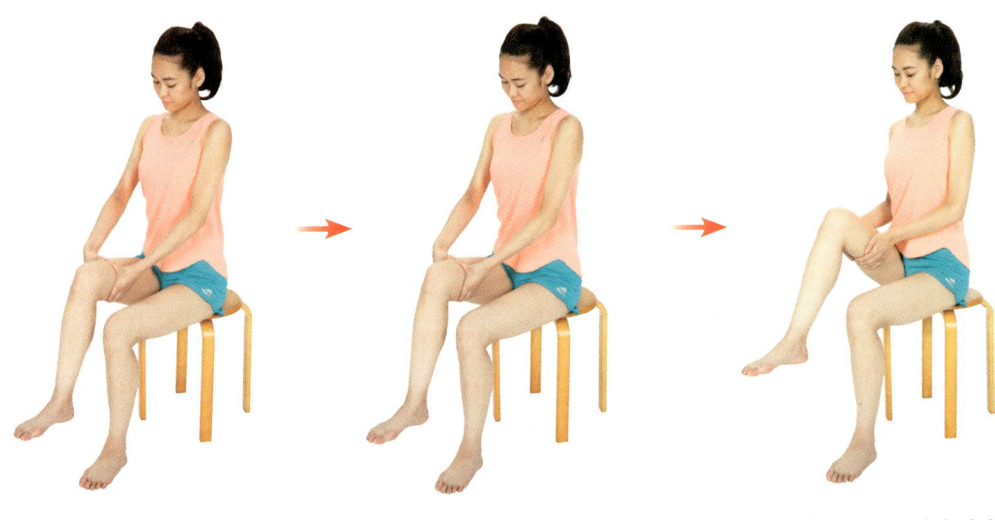

1. 이완시킬 쪽 무릎 윗부분을 두 손으로 감싸 쥔다.
2. 피부를 앞뒤로 반복해서 민다.
3. 허벅지 옆 부분도 똑같이 밀어준다.
4. 반대쪽 다리도 똑같이 해준다.

중둔근·대둔근·대퇴사두근·전경골근 근막 이완시키기 (자세한 것은 p.100 참조)

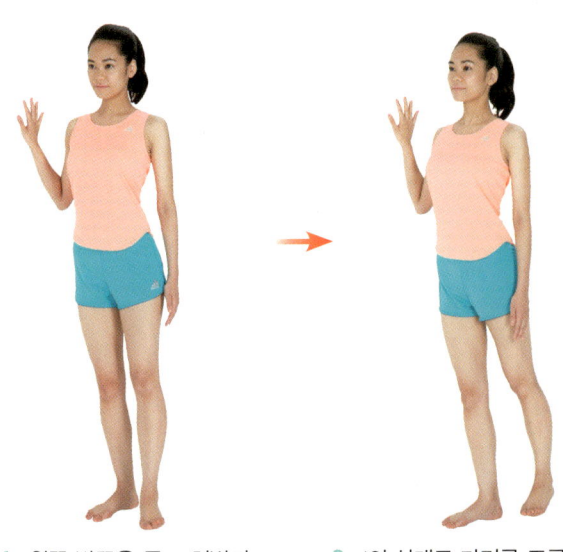

1. 왼쪽 발끝을 들고 허벅지, 정강이 앞에 힘을 준다.
2. 1의 상태로 다리를 조금 뒤로 빼고 엉덩이에 힘을 준다.
3. 천천히 원위치로 돌아온다. 1~2의 흐름으로 3세트 실시한다.
4. 반대쪽 다리도 똑같이 해준다.

팔꿈치 통증 예방하기

골프나 테니스처럼 어깨에서 팔꿈치, 손목에 걸친 부위를 자주 사용하는 운동을 할 때는 다음의 근막 이완을 워밍업으로 해주면 좋다. 미리 어깨에서 팔꿈치, 손목의 근막을 풀어줌으로써 통증을 예방할 수 있다.

상완삼두근·전완신근군 근막 이완시키기 (자세한 것은 p.122 참조)

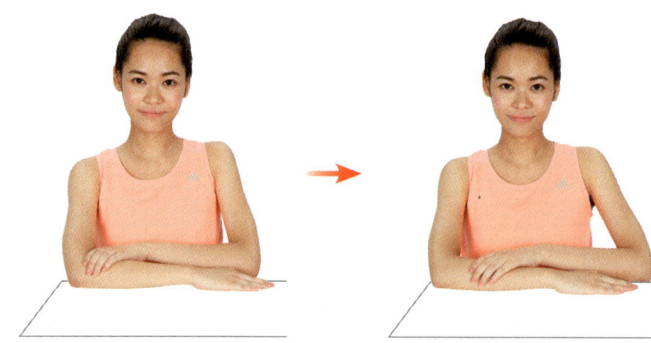

1. 왼손을 오른쪽 팔꿈치 주변에 얹는다.
2. 팔과 평행이 되게 하여 피부를 반복해서 밀어준다.
3. 상완삼두근 주변도 똑같이 한다. 반대쪽 팔도 똑같이 한다.

전완굴근군 근막 이완시키기 (자세한 것은 p.124 참조)

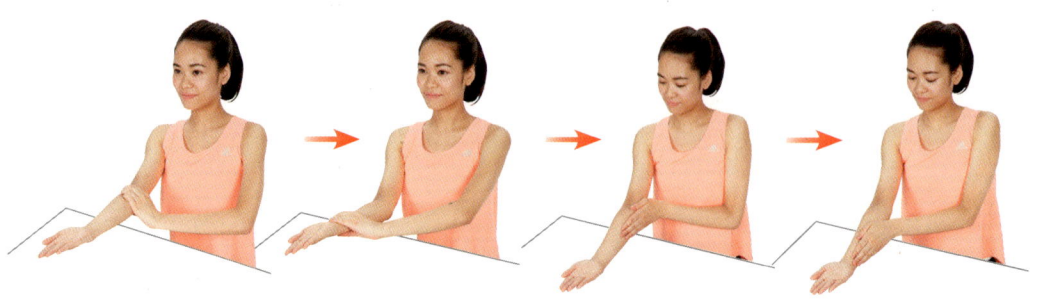

1. 왼손을 오른쪽 팔꿈치 근처에 얹는다.
2. 팔꿈치 안쪽에서 엄지 끝에 걸쳐서 피부를 전후, 좌우로 반복해서 밀어준다.
3. 팔꿈치 안쪽에서 새끼손가락 쪽으로 이동하면서 피부를 전후, 좌우로 반복해서 밀어준다.
4. 손목 안쪽까지 밀어준다.

광배근 근막 이완시키기 (자세한 것은 p.70 참조)

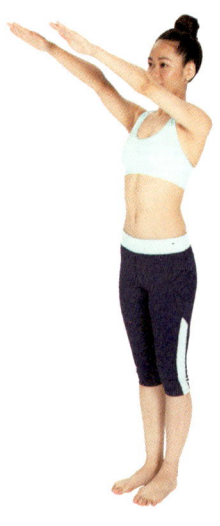
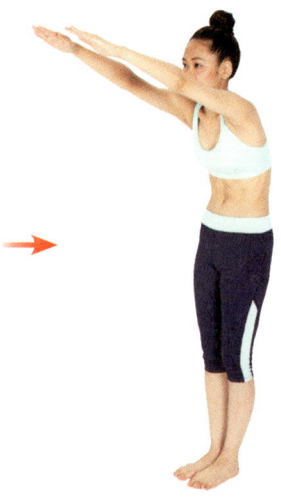
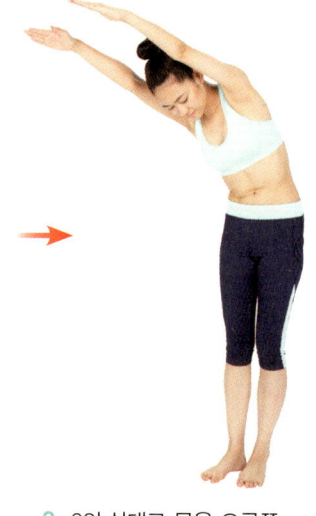

1 두 손을 위로 비스듬히 뻗는다.

2 두 손을 앞으로 쭉 뻗는다.

3 2의 상태로 몸을 오른쪽 사선으로 천천히 기울인다. 반대쪽도 똑같이 한다.

승모근·견갑거근·능형근 근막 이완시키기 (자세한 것은 p.52 참조)

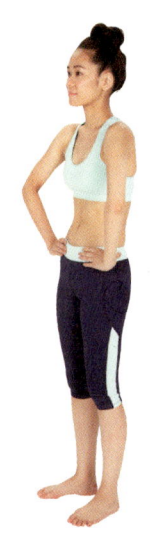
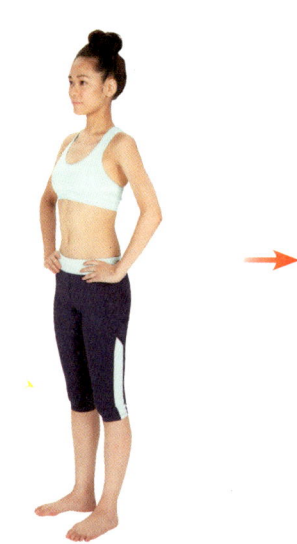
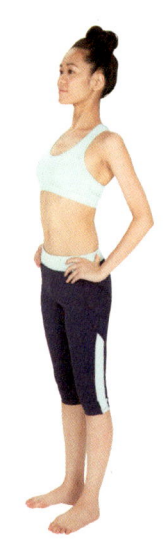

1 팔꿈치를 앞으로 빼고 견갑골을 열어준다.

2 준비자세로 돌아온다.

3 팔꿈치를 뒤로 빼고 견갑골을 닫는다.

근막 스트레칭

1판 1쇄 발행	2017년 4월 28일
1판 3쇄 발행	2017년 7월 27일

지은이	코이데 토모히로
옮긴이	한은미
발행인	김난희

펴낸곳	도어북
출판등록	2008년 4월 23일 제313-2009-170호
주소	서울시 마포구 방울내로7길 45 (우)03955
전화	02-338-0117
팩스	02-338-7160

ⓒ 코이데 토모히로, 2016
ISBN 979-11-960820-0-0 13510

일원화 공급처	(주)북새통
주소	서울시 마포구 방울내로7길 45 (우)03955
전화	02-338-0117
팩스	02-338-7160

- 이 책은 도어북이 저작권자와의 계약에 따라 발행한 것으로, 본사의 서면 허락 없이는 어떠한 형태나 수단으로도 이 책의 내용을 이용할 수 없습니다.
- 잘못된 책은 구입한 서점에서 교환해 드립니다.